RESCAPÉE

Éditions Kiwi
16, rue de Lancry, 75010 Paris

Direction : Édouard Frison-Roche
Direction éditoriale : Katia Kaloun
Édition : Alix Putavy, assistée d'Axelle Quéré
Direction artistique et mise en pages : Charlotte Thomas

ISBN : 978-2-37883-193-6

Floriane Arzouni

RESCAPÉE

Témoignage d'une victime de pédocriminalité

KiWi

Seul le silence est signe de miséricorde.

Je dédie ce livre à tous les enfants du néant.

Sommaire

Préambule

Le début de ma vie a été chaotique. Ma vision de l'existence se résumait uniquement à faire des expériences et des tests. Il m'a fallu des années pour accepter les épreuves, me relever, avancer, pour savoir qui j'étais. J'ai surmonté tout ce que j'ai pu, me suis battue contre tout ce qui me passait par la tête. Je n'ai pas vécu une simple crise existentielle ; j'ai vécu le chaos.

Quand je repense à tout ce que j'ai traversé, je ressens comme une fierté, mêlée à une vague odeur de néant, aujourd'hui loin derrière moi. Je me suis forgé un double de moi, j'ai créé une autre personnalité pour ne pas sombrer, pour ne pas mourir étouffée par la douleur. J'ai résisté à l'envie de me fracasser le crâne sur le sol glacial de Paris, j'ai résisté pour survivre et je survis encore. Je me pardonne pour ce chemin douloureux et pour certains de mes actes à mon égard.

Petite, je me suis très vite rendu compte qu'il fallait que j'apprenne à vivre avec les animaux de ce monde, si horribles étaient-ils, car ils existaient. Quand on est enfant, il n'y a pas de notion de bien ou de mal, il y a simplement le jeu, l'amour des parents, la nourriture et le rire. Pour moi, il en était autrement. Est-ce que j'étais l'élue de notre créateur ? L'élue qui devait commencer à vivre sur cette Terre avec un fardeau ? On a sans doute cru que je le vivrais bien et que je m'en remettrais, on a dû penser que j'étais assez forte pour passer au-dessus de cette pourriture dévastatrice et destructrice, qui a sali et enterré chaque émotion enfantine.

Si le créateur m'entend, j'aimerais lui dire qu'il s'est planté, qu'il a mis sur cette planète des animaux qui ne méritent pas de vivre ; si le créateur m'entend, j'aimerais lui dire que je lui en veux de m'avoir fait subir ça.

Me foutre en l'air pour le plaisir d'un autre, était-ce vraiment nécessaire ? Je n'arrive pas à comprendre comment un animal peut se dire qu'une petite fille de trois ans est excitante, et qu'elle a sans doute follement envie de sentir son sexe parcourir ses mains, son visage, sa bouche. J'aimerais dire à cet animal qui m'a détruite d'aller crever la gueule ouverte, seul, isolé et misérable.

Le jour où il m'a approchée, toute mon existence a basculé dans les méandres les plus obscurs de mon esprit. À l'heure où je me confie, peu de personnes connaissent vraiment la vérité sur moi, juste une partie de ma famille et l'homme qui partage ma vie, Serge. Je suis passée par différentes phases de guérison ; à ma manière, j'ai reconnecté mon cerveau à ma propre réalité, et pas à celle que j'avais vécue. Je me suis battue. Je me suis battue pour ne pas clamser, pour ne pas exploser face à cette vie merdique qui m'avait été imposée.

Je m'appelle Floriane.

Ce témoignage est ma confession.

Le début du bordel

J'ai toujours su que quelque chose n'allait pas avec moi, avec ma tête, avec mon corps. Surtout avec mon corps. Je me sentais comme un paillasson sur lequel on nettoyait ses pieds sales, un paillasson abîmé par la laideur d'un monde totalement fou, parti en vrille, détruisant les enfants innocents.

Petite, à 10 ans, lorsque je riais, je ne pouvais m'empêcher de pleurer, que ce soit devant ma famille ou des amies de passage. Cette émotion était la conséquence de l'acte, de l'acte affreux commis par le monstre, acte synonyme d'hécatombe, de descente aux enfers, qui transformait automatiquement la joie en tristesse. J'avais cette impression désagréable d'être six pieds sous terre et d'essayer de remonter à la surface comme je le pouvais, comme si la terre m'étouffait pour m'empêcher de m'exprimer, comme si le trou dans lequel je me trouvais pétrifiait mon corps pour qu'il ne devienne rien d'autre que de la chair morte.

Mon comportement était particulier, j'étais heureuse sans l'être, je sentais un poids énorme peser sur mes épaules. Tout était brouillé dans ma tête, mon cerveau ne fonctionnait pas comme celui des autres enfants, il y avait en moi un vide si immense qu'il me semblait impossible de le remplir. Personne ne m'a donné le mode d'emploi qui aide à se relever, à survivre malgré les blessures infligées par un autre.

Que pouvais-je bien faire, à part rester silencieuse et laisser mon existence disparaître sous mes yeux, épouvantée par la noirceur de la vie ? Je vivais dans un enfer psychologique, j'habitais une terre si méchante et si violente. J'étais perdue.

Il m'arrivait de passer de bons moments mais, lorsque j'étais seule dans mon lit, l'attrait pour la mort me revenait. Devais-je mourir pour ne plus souffrir ou essayer, juste essayer, de faire semblant d'avoir une jolie vie ?

Je régressais en permanence, mon état émotionnel subissait un dysfonctionnement impossible à réparer ; j'étais simplement irréparable. Même le temps passé à me comprendre, à me poser des questions ou à me raisonner ne suffisait pas. Je n'avais personne à qui parler de mon mal-être, je n'avais aucune explication acceptable. À cette époque, mes parents n'avaient pas osé mettre des mots sur mes maux, des mots sur ce qui s'était réellement passé. Je me sentais esseulée, incomprise par mon corps et par mon esprit.

Me revient ce souvenir lointain, flou : je suis debout sur les draps fleuris de mon lit, je tiens un couteau au manche rose pastel entre les mains. Mes parents sont en face de moi, l'un à côté de l'autre, médusés. Je ne dis rien d'autre que : « Je vais me tuer. » Les tripes me brûlent le ventre, mes larmes ne cessent de couler sur mon visage d'enfant, et je répète cette phrase en boucle. Ces mots si durs, si infâmes, sortent de ma bouche comme une sombre évidence. Mes parents terrorisés me disent que c'est impossible, car le bout du couteau est rond et que je n'y arriverai jamais. Ils ont raison, ce n'est pas le bon couteau, ça ne peut pas être réel mais, pour mon subconscient, tout me ramène à la mort.

Mes parents ne m'ont jamais fait de mal, au contraire, ils ont toujours été aimants et bienveillants, ont toujours été là pour moi, je n'ai manqué de rien. Ils étaient mon seul repère affectif, mon seul espoir de guérison.

Je voulais juste arrêter de souffrir.

À 10 ans, la mort et la douleur ne devraient pas exister. À 10 ans, je rêvais d'être capable de jouer sans être parasitée par des pensées tristes ou suicidaires. Évidemment, je n'en parlais à personne, j'étais enfermée dans ma dépression, comme si cela faisait partie du plan de mon existence. Mon schéma familial était solide et sain ; mes schémas corporel et amoureux, eux, étaient chaotiques au possible.

Je me suis alors enfoncée dans la dépravation et la déchéance mentale, je n'avais plus d'émotions ni heureuses, ni tristes. J'étais un pauvre caillou échoué sur le bitume ; tout le monde me passait devant mais personne ne me voyait, personne ne faisait attention à moi et, parfois, je me faisais piétiner, balancer, jeter.

Tout ce qui faisait du mal me faisait du bien, c'est de cette façon que je me sentais vivante, mon corps se nourrissait de ces choses inexplicables qui calmaient ma tristesse. Il fallait que je passe par la douleur pour que mon corps s'anime, il fallait que je ressente la douleur pour qu'elle puisse s'installer ailleurs que dans ma mémoire. Un jour, je me suis mutilée entre les cuisses avec un rasoir, juste pour voir si cet acte pouvait me soulager et endormir mes pensées. À part une douleur futile, je n'ai rien ressenti, aucune impression de guérison, la souffrance corporelle n'avait pas réussi à effacer la douleur psychologique. Mais toutes les solutions étaient bonnes pour effacer le disque dur de ma mémoire.

Mon quotidien était rythmé par l'école primaire, ma vie familiale et ma meilleure amie, la dépression silencieuse. Je m'habillais, j'allais en classe, mais je n'écoutais pas les professeurs, car ma tête était gangrenée par quelque chose de plus important. On m'enseignait des faits historiques passés, mais pas les miens ; je lisais des livres sur les vies tourmentées de poètes comme Verlaine ou Baudelaire, mais pas sur la mienne. Je ne me reconnaissais dans rien de ce que mon professeur récitait. Mon seul plaisir était lorsque ma mère venait me chercher et m'apportait un pain au chocolat. Sans qu'elle n'en sache rien, c'était ma petite récompense. Je rentrais, me déchaussais et allais regarder la télé pour calmer mes pensées. J'adorais la chaîne MTV, il y avait des clips musicaux, cette ambiance me détendait. Quand arrivait l'heure du dîner, nous étions tous les cinq à table, mes parents, mon frère, ma sœur et moi, tout le monde racontait sa journée ; moi, j'étais plantée devant mon assiette, réfléchissant à quelque chose de sympathique à raconter. Ce n'était que du vent, que du mensonge, j'inventais une journée bienheureuse, alors que mon mal-être cognait sans arrêt mon cœur. Je réussissais à faire semblant, même si mon état général n'était pas normal. Faire semblant de vivre, d'exister. J'étais mon propre fantôme, coincée dans les méandres de ma vie.

Un soir d'hiver, après une journée basique d'école primaire, après avoir dîné tranquillement en famille, j'ai ressenti une violente peine me torturer l'esprit. Je n'arrivais plus à réfléchir normalement, à respirer normalement, un mal incommensurable s'était installé en moi, encore plus intense, encore plus douloureux que d'habitude. Rien de bon ne pourrait en sortir. Une douleur qu'aucun mot ne pouvait justifier ni apaiser.

Mon processus de destruction s'était mis en route. Dans ma tête, tout allait très vite ; ce dysfonctionnement me poussait à commettre l'irréparable.

Une fois tout le monde installé tranquillement sur les canapés du salon, je suis allée chercher un sac de course en plastique dans la cuisine, et je me suis dirigée, seule, dans la salle de bains. Ici, personne ne viendrait me déranger. Je me suis assise sur le carrelage froid, le sac dans les mains. Je n'arrivais pas à penser à autre chose qu'à ce que j'étais : rien, une merde, une petite fille malheureuse qui emmerdait son monde avec son manque d'émotions. Adossée contre le mur, j'ai lentement placé le sac sur ma tête ; je voulais mourir. Une seule chose me préoccupait : la suffocation que le sac me procurait. Ma respiration était de plus en plus rapide, mon cœur battait très fort, très vite, ma vision se floutait à cause des larmes violentes qui coulaient sur mon visage et qui noyaient mes yeux. Mon heure allait bientôt sonner, la limite entre la vie et la mort était de plus en plus ténue. Je repensais à tous ces moments merveilleux passés avec ma famille et à tout ce que j'avais enduré, isolée dans ma peine, comme dans un trou noir d'où personne ne sort. Cette tentative n'a duré que quelques minutes, qui m'ont paru des heures. Je me voyais, petite fille, essayant de partir. Cette putain de solitude me bouffait l'existence. Puis, l'instinct de survie m'a fait revenir à la raison ; je ne pouvais pas abandonner mes parents ou mettre fin à ma vie à cause d'un traumatisme dont je n'avais même pas encore pleinement conscience. J'ai retiré le plastique de ma tête, séché mes larmes, ouvert la porte de la salle de bains en faisant attention à ce que personne ne puisse se douter de quoi que ce soit, et je suis allée dans la cuisine remettre le sac à sa place, comme si c'était important que tout soit bien rangé pour que l'on ne me soupçonne pas du pire, pour que personne ne me force à une guérison anticipée.

Je suis retournée dans le salon, comme si rien de tragique ne s'était passé. J'ai arboré mon plus beau sourire et j'ai partagé un moment familial devant la télé. Je repensais à ce sac, à mon visage, à mes larmes, aux non-dits, à tout ce qui m'avait conduite sur ce chemin crasseux. J'avais besoin de comprendre ce qui se passait, mais je n'y arrivais pas.

Les mois qui ont suivi, j'ai à nouveau tenté de mettre fin à mes jours ; petit à petit, je m'éteignais. Si ce n'était pas avec un sac plastique, c'était avec des médicaments. Mais ils étaient finalement inoffensifs et heureusement, sinon, je ne serais pas ici à vous raconter ma vie.

Durant toute mon enfance, j'ai été confrontée à mes plus grands démons, à mes plus grandes peines. Il ne pouvait rien m'arriver de pire que de vivre avec moi. Je savais exactement qui j'étais : l'ombre de moi-même, comme un mort qui ne sait pas qu'il l'est.

En grandissant, j'ai enchaîné les changements d'école. Plus aucune ne voulait m'accepter car je n'étais pas une bonne élève, je séchais les cours pour traîner avec mes amis, fumer des joints à m'en rendre malade, rien ne m'intéressait, hormis survivre à ma manière.

À 14 ans, j'ai réussi à intégrer une école spécialisée pour les enfants différents, tristes, à réparer. Cette école privée du 2e arrondissement de Paris était gérée par des éducateurs qui se mettaient à notre niveau, nous écoutaient, avaient le même langage urbain ; ils étaient là pour nous. C'était la solution trouvée pour que je redonne un sens à mon existence. Il y avait de nombreux profils, du garçon qui vivait en foyer à la jeune fille violée, de l'enfant agressé au garçon abandonné, et nous avions tous notre place.

Je n'étais ni provocante, ni insolente, même si ces traits de caractère marquaient ma personnalité. J'avais réussi à me faire des amis, j'aimais aller là-bas et, surtout, j'aimais les cours. Le professeur de mathématique était un rugbyman amateur, il devait avoir une cinquantaine d'années et, grâce à lui, j'ai appris des choses, et un mot en particulier. Lorsque nous ne comprenions pas un problème alors qu'il nous avait expliqué sa solution une dizaine de fois, ou lorsque nous étions trop turbulents, il nous disait que nous étions des enculeurs de drosophiles. La première fois, cela nous avait fait beaucoup rire, personne n'avait osé nous parler comme ça jusqu'alors. Il avait raison de le faire, car nous n'étions pas des ados faciles. C'est ce jour-là que j'ai appris qu'une drosophile était une toute petite mouche à fruits. Aujourd'hui, j'en ris encore.

Là-bas, j'avais une bande d'amis, avec qui je partageais de bons moments. Eux aussi essayaient de trouver un sens à leur vie et, comme nous n'étions plus seuls face à notre solitude, nous nous aidions, consciemment ou non, à essayer de profiter du moment présent. Nous allions en cours, nous apprenions ; ensemble, nous gravissions les échelons de notre évolution commune.

Lorsque nous n'allions pas à l'école, nous passions notre temps libre les uns chez les autres, mais nous adorions être dehors, à traîner dans les rues, sous les porches d'immeubles. Personne ne faisait attention à nous, car personne ne savait ce que nous vivions intérieurement ; on nous voyait comme de simples gamins. En vérité, nous étions des bombes émotives à retardement.

J'adorais les cours d'anglais, car notre professeure avait quelque chose de différent. C'était une jeune femme de taille moyenne, aux cheveux noirs très longs. Elle nous initiait à l'anglais avec des chansons gothiques, punk et rock. Elle nous faisait répéter les mots, les phrases et, comme par magie, on apprenait facilement, et surtout avec plaisir. Elle nous plongeait dans son univers sacré.

Et puis, un jour, elle s'est assise devant nous et nous a raconté un bout de sa vie, peut-être pour se confier, peut-être pour nous expliquer que, parfois, la vie n'est pas simple. Évidemment, je le savais. Plus les mots sortaient de sa bouche, plus j'avais envie de lui dire que c'était pareil pour moi, pour nous, les enfants différents. Elle nous a raconté qu'elle s'était fait violer par un homme dans les escaliers du métro parisien, qu'elle avait vécu l'enfer, l'enfermement psychologique, mais qu'elle était toujours vivante. Pas une larme ne coulait, pas une once de tristesse ne transparaissait, elle offrait un sourire si réconfortant que nous étions tous hypnotisés par son témoignage. Pour elle, le pardon était la seule issue à sa douleur, il avait fallu parler, s'exprimer, le dire à haute voix pour être capable de survivre. Cette femme n'était pas juste une professeure, elle faisait partie de notre évolution. Elle avait réussi à gagner notre confiance.

J'étais admirative de sa force, comment pouvait-elle utiliser le mot « pardon » ? Chaque technique de guérison est différente, et c'était la sienne.

Et puis, elle a terminé son récit en nous disant que nous étions tous uniques, et qu'il fallait, pour pouvoir vivre décemment dans cette vie, accepter le fait que nous soyons tous différents, que nous existions au travers de notre passé, avec nos propres moyens, et que cela prendrait du temps mais que la souffrance finirait par s'estomper, même si elle ne disparaîtrait jamais vraiment complètement.

Ce jour-là, elle a semé une graine d'espoir en moi ; j'allais réussir à vivre ma vie malgré mon passé, mon fardeau, et j'en ferais quelque chose de magnifique. Je me pardonnerais plus tard le mal psychologique et corporel infligé.

Mais pas tout de suite, j'avais encore des chemins tortueux à explorer.

J'espère que cette femme magistrale est aujourd'hui en paix avec elle-même. Je voudrais la remercier pour ses mots, pour ce qu'elle a réussi à m'apporter en un court instant. J'aimerais aussi la serrer fort dans mes bras et lui dire qu'elle avait raison, que j'ai réussi à survivre avec mes propres moyens, mon propre cerveau. En nous partageant sa terrible expérience, elle m'a aidée à me sentir moins seule.

À l'époque, je n'avais pas de souvenirs nets et précis de ce qui s'était passé durant mon enfance, j'avais juste le souvenir de bribes de scènes, d'odeurs, car personne ne m'avait encore raconté la vérité. Je savais juste que mon visage avait été souillé.

Mon cerveau avait altéré la réalité et ma mémoire traumatique était bloquée. À chaque fois que je faisais la bise à un homme, j'avais un relent d'odeur de javel et de pénis puant dans mes narines, cela me dégoûtait, je n'arrivais pas à faire de câlins à ma famille, c'était un rejet instinctif. En fait, je me protégeais de ma propre peur, celle d'être face à moi-même. C'est compliqué de vivre comme ça, de savoir qu'une chose terrible s'est produite, mais qu'elle n'a pas encore été explicitée pour ne pas briser l'enfance. Je me sentais anormale, avec une case en moins. Je me sentais folle tandis que des personnes vivaient de joyeux moments, étaient motivées, déterminées et, surtout, avaient des objectifs. Moi, je n'en avais aucun, car je ne connaissais pas la signification du bonheur.

J'ai donc commencé ma propre épopée, parfois belle, parfois sordide, parfois troublante et déroutante. Mais c'était la mienne, elle m'appartenait.

Lorsque j'ai eu 15 ans, tout s'est accéléré, notamment avec la crise d'adolescence. C'est à cette époque que ma mère m'a expliqué ce que j'avais subi dans la maison familiale des Yvelines. Elle me voyait aller mal, elle voyait que je partais en vrille, il fallait qu'elle m'aide. À cet âge-là, tout se bouscule dans notre tête, plus rien n'a de sens car nous sommes en pleine construction. Avec ma sensibilité émotionnelle défaillante, je ne voyais pas comment trouver une issue positive.

J'étais partagée entre vivre ma vie d'ado, ma crise d'ado, et avancer comme je pouvais, mettre un pied devant l'autre, avec toujours ce boulet ignoble à mes chevilles.

Ma mère m'a fait m'asseoir sur son lit tandis qu'elle tentait de me dire, avec des mots de maman, l'ignominie qui s'était produite.

Je voyais sa gêne, sa peine se dessiner sur son visage. J'entendais ses maux résonner dans ma tête, mon cœur commençait à me lâcher, comme si je voyais ma vie défiler dans les yeux de ma mère. Je n'étais pas en train de mourir, non, j'étais en train de reprendre possession de mes émotions. C'était comme dans un film, je voyais ses lèvres bouger, ses yeux me fixer et, lorsque que je l'ai entendue me dire qu'un ouvrier qui effectuait des travaux dans la maison m'avait attirée dans la cour pour presser son sexe sur mes mains et mon visage, j'ai tout de suite ressenti un immense soulagement. Je n'étais pas déviante ou tarée, j'avais enfin cette explication, cette délivrance qui justifiait qui j'étais jusqu'à ce moment précis. Plus les mots sortaient de sa bouche, plus des questions me frappaient : comment avait-il réussi à m'attirer ? Comment avais-je pu disparaître un court instant sans que personne ne s'en rende compte ? Je ne blâmais personne, je voulais juste comprendre. J'essayais alors de m'imaginer comment un homme mûr pouvait déboutonner son pantalon, sortir son sexe et le poser sur le visage d'une enfant de trois ans, comment un homme mûr pouvait se dire que mettre son sexe dans la bouche d'un enfant lui procurerait du plaisir, comment un homme mûr pouvait se dire que la langue d'un enfant, ses dents, ses petites mains ressentiraient du plaisir. Comment ? J'étais redevenue cette petite fille de trois ans, détruite, salie et sale.

Putain, mais je n'étais qu'une gamine, un bébé. Je le hais.

Ma mère a terminé son explication en me disant que j'étais ensuite allée vers elle et ma grand-mère en leur mimant ce qui s'était passé. J'ai eu de la chance qu'elles me croient tout de suite.

C'était une grande maison familiale, j'aimais l'appeler « le manoir ». En tant que parent, on surveille constamment son enfant, je le sais car, aujourd'hui, je suis mère. Mais il peut y avoir quelques secondes où on ne le surveille pas, juste quelques secondes, c'est humain et presque obligatoire. Notre regard et notre alarme interne se sont tellement focalisés sur ce petit être innocent depuis de nombreuses heures que l'on décroche juste un instant. Si les parents n'ont jamais été confrontés à une situation semblable par le passé, pour eux, il n'y a aucune raison qu'une chose dramatique se produise, cela ne leur vient même pas à l'esprit. C'est ce que j'appelle le moment d'égarement. Mes parents ne sont en aucun cas fautifs, c'est comme ça.

Cette confession libératrice m'a fait découvrir une nouvelle émotion : le vrai soulagement, ou la pseudo légèreté. En revanche, elle ne m'a pas empêchée de continuer mes expériences ; j'avais toujours besoin de soigner le mal par le mal, de me réapproprier mon corps et de lui faire vivre des choses positives comme négatives selon mon propre choix, avec mon propre contrôle. Je cherchais malgré tout à m'en sortir et à aller mieux.

Vous me demandez sans doute ce qui s'est passé pour l'ouvrier ? À cette époque, en 1988, se lancer dans un procès et un suivi psychologique pour un enfant de trois ans n'était pas évident. Je me suis donc soignée à ma façon.

On m'a souvent conseillé de parler à un psychologue, de m'ouvrir verbalement et émotionnellement à un inconnu afin de lui raconter mon traumatisme. Mais je n'avais pas envie de me confier à un étranger ; pour moi, il n'aurait pas pu comprendre ce que je vivais au quotidien, il ne pouvait pas être à l'intérieur de ma tête, de mon cœur. Je n'avais aucune envie de ressasser le passé, je savais ce qui était arrivé, cela me suffisait. Les mots auraient été trop faibles, car les choses étaient bien plus viscérales. Je ne voulais pas que l'on m'enferme mentalement, que l'on m'ancre encore plus dans une posture de victime de ma propre vie.

J'avais surtout envie de me retrouver face à mon agresseur et de lui vomir au visage ce qu'il m'avait fait subir, de le regarder sans attendre la moindre culpabilité de sa part, de patienter tranquillement jusqu'à ce qu'il crève sous mes yeux pour qu'aucun autre enfant ne revive mon calvaire. Je ne sais pas s'il est encore vivant aujourd'hui, mais ce que je sais, c'est qu'il a réussi à tuer un bout de moi.

J'ai donc commencé à utiliser l'écriture comme exutoire. C'était mon confessionnal secret. Écrire noir sur blanc toutes mes émotions, tout ce qui me passait par la tête, m'a fait un bien énorme. Au début, j'écrivais des poèmes morbides qui m'apportaient un certain soulagement et, par la suite, j'ai rédigé ce que j'aurais aimé dire au monstre, comment j'aurais voulu me venger de lui, car il ne faut pas se mentir, en plus de la tristesse, du désespoir, de la remise à zéro de l'existence, la vengeance prenait une place immense dans ma tête et plus le scénario était violent, plus je me sentais bien. J'imaginais lui couper les couilles, la langue et les mains, le brûler à l'acide, pour que plus rien de son corps ne ressemble à un être humain, car il n'en était pas un. C'était un monstre, rien de moins.

Même si je n'allais rien mettre à exécution, le but était de me soulager, de soulager la rage qui vivait au plus profond de mes tripes. Plus la torture que je lui infligeais mentalement était puissante, plus je reprenais forme humaine. Ce gros porc avait quand même foutu ma vie en l'air. Je ne voulais plus disparaître, je ne voulais plus mourir, et ces scénarios fictifs m'aidaient à rester en vie. Il m'a tout fait perdre, mon enfance, ma confiance, mes moments de joie. À cause de lui, j'ai vécu un calvaire psychologique et corporel, ma bouche est devenue un trou rempli de merde.

J'étais hors norme, pas par une quelconque intelligence, mais parce que j'étais différente, à mes yeux je n'étais plus une fille ou une ado, j'étais juste une humaine égarée. Je n'étais pas folle, mais juste posée là, dans un monde que je ne comprenais pas.

Le souci aujourd'hui (et depuis toujours, je pense) est que les médias parlent du profil psychologique des agresseurs, des victimes, mais très rarement de comment elles s'en sortent. Est-ce que l'on continue de sortir ? De rire ? D'avoir une vie amoureuse ? Qu'est-ce que l'on devient, après ? Bordel, savez-vous ce que l'on devient, après ?

Lorsque le processus de survie s'est mis en place, il y a eu comme un cataclysme en moi, comme si une tornade emportait tout pour me permettre de guérir.

La petite mort

« La petite mort » : cette expression érotique date du XVIe siècle. À l'époque d'Ambroise Paré, père de la chirurgie moderne, on étudiait beaucoup l'anatomie, on désigna alors l'orgasme comme une petite mort de par le court évanouissement ou les frissons qu'il peut provoquer[1].

Après cette délivrance, j'ai pu recommencer à vivre. Je n'allais plus beaucoup en cours, je traînais avec ma meilleure amie de l'époque, Marie, dans des lieux désaffectés du 13e arrondissement de Paris, où la liberté semblait sans limites. Ces sites mal famés étaient nos gilets de sauvetage, des gilets qui nous rendaient vivantes et dans lesquels nous nous sentions terriblement bien. Le parfum vomitif de la vie, mélangé à celui de la bière et de la pisse, était devenu notre réalité. On pouvait se retrouver dans des écoles, des entrepôts abandonnés, des endroits dont tout le monde se fichait, sauf nous.

J'ai passé toute mon adolescence là-bas, j'ai rencontré des gens de passage. Comme si l'univers avait créé ces endroits en guise de refuge. La nuit était propice à la rêverie, à l'introspection. Moi, je voulais juste entendre le bruit des sirènes chanter dans les rues de Paris, voir ces chemins vides, sans les automobilistes obnubilés par leur travail, leur quotidien.

---

1. Dictionnaire en ligne des expressions françaises de L'Internaute, article « La petite mort ».

Je voulais juste vivre de façon différente, et surtout me foutre la paix, lâcher prise sur ce qui me tourmentait, m'emmerdait.

On dansait toute la nuit sur le son des groupes punk, comme les Sales Majestés, Ludwig Von 88 ou les Betteraves. On fumait, on buvait, on était comme dans une boîte au cœur d'une vie parallèle, une vie nocturne inconnue du commun des mortels.

On était juste là, ensemble, autour de ces tonneaux chauffés par le bois enflammé. Ces squats étaient insalubres, mais quelle importance ; tout ce qui comptait pour nous était de nous déconnecter un instant de notre existence.

On aimait explorer la nature humaine, cela nous aidait à avancer, à évoluer, à grandir et à exister. On aimait discuter de tout, rire de rien et rentrer chez nous avec ces souvenirs que l'on construisait nuit après nuit.

En dehors de ces escapades nocturnes, j'avais aussi mes activités journalières ; si je n'allais pas à l'école, je restais avec mes amis à errer dans le 16ᵉ arrondissement de Paris, là où nous vivions. Un matin, nous avions décidé de nous rejoindre sur la place de l'église d'Auteuil pour passer un bon moment. Il y avait Romain, Pierre, Marie et Alexandre, qui était mon copain de l'époque. Brun, pas très grand, il avait une famille dysfonctionnelle et quelque chose semblait cassé en lui. Il ne trouvait pas sa place et se réfugiait dans la drogue ; l'odeur du cannabis embaumait chaque endroit où nous passions. Avec lui, il n'y avait pas plus d'émotions que dans ma vie quotidienne, mais au moins ma présence était utile, lui faisait un petit peu de bien, enfin, je crois.

Je n'ai bu que peu de fois dans ma vie, car l'alcool me rendait malade mais, ce jour-là, j'avais décidé de consommer, principalement pour perdre ma virginité. C'est un conseil que m'avaient donné mes amis : si je buvais, je n'aurais pas mal. Mon corps ne valait rien, il était juste fait de chair et d'os. La douleur, je m'en fichais, c'était le passage à l'acte qui me posait problème ; me retrouver nue, écarter les cuisses et essayer d'apprendre à ressentir quelque chose, du plaisir ou du dégoût, c'était l'inconnu.

J'ai mélangé une bouteille entière de vodka avec un petit peu de jus d'orange, et j'ai bu jusqu'à sentir mon ventre se remplir. Nous étions toujours sur la place de l'église d'Auteuil. Dans ma tête, j'étais sur le chemin du dépucelage, mais je commençais à me sentir mal, très mal. Je ne m'imaginais pas faire l'amour avec Alexandre dans cet état-là, il fallait que je garde un minimum de dignité. Ma première fois n'était pas si importante, j'étais tellement anesthésiée par ma souffrance psychologique que rien autour n'avait une quelconque importance, mais tout de même. D'un coup, j'ai vomi sur ses baskets dorées Nike, j'ai vomi, proche du coma éthylique, je ne contrôlais plus rien, et ce liquide acide coulait toujours dans mes veines. Ma tête ne fonctionnait plus, ce n'était clairement pas la meilleure des idées mais, à cause de cette perte de contrôle de mon corps, qui m'avait mise dans un état tellement détestable et maladif, je n'ai plus jamais touché à de l'alcool. Je n'ai d'ailleurs pas couché avec lui, et tant mieux. Je suis allée ensuite chez Marie pour me cacher du regard des passants et j'ai attendu des heures que l'effet disparaisse. Cette journée a elle aussi disparu, tout comme Alexandre.

J'ai eu mon premier rapport sexuel quelques années plus tard, mais je n'avais pas l'impression de faire l'amour, de « baiser » ou de « niquer », car je ne ressentais pas d'émotion particulière ; en fait, je ne ressentais rien. Les amants passagers qui ont suivi n'étaient sans doute pas les bonnes personnes. Il m'est difficile de raconter ma première fois, car elle n'a pas eu d'impact positif ou négatif sur mon existence, mon corps s'est juste ouvert. Je ne cherchais pas à apprécier ces rapports, ni à être aimée de qui que ce soit. Quand j'ai compris la nature humaine, que j'ai pu voguer exactement comme je le désirais, le schéma était simple : plus je disais à une personne que je l'aimais, plus elle partait et me laissait comme une merde. Tant mieux car, au moins, je n'avais plus à faire semblant.

J'ai continué à explorer le monde, seule ou accompagnée, mais les années passaient et il fallait que j'y aille plus franchement.

À cette époque, autour de mes 14 ans, alors que le bordel dans ma tête ne faisait que grandir, je voulais vivre des expériences humaines pour me donner confiance et foi en l'humanité, puis des expériences corporelles. Je continuais ma route tranquillement, à mon rythme. Je ne cherchais pas à être comprise. Personne ne peut s'imaginer le vacarme que font les cris et les hurlements silencieux. Personne ne peut s'imaginer cette douleur intense autrement qu'en l'ayant vécue. Il peut y avoir de l'empathie, et encore. Personne ne s'embête à saisir l'émotion exacte d'une fille tourmentée.

À 18 ans, j'ai intégré une école supérieure d'art, à Châtelet-les-Halles. Comme j'avais déjà travaillé à 16 ans, c'était selon moi le moment idéal pour me construire un avenir nouveau. J'ai demandé un emprunt à la banque et je me suis endettée de 15 000 euros. Cette somme ne me faisait pas peur, car j'estimais que j'allais exceller dans la créativité. J'adorais dessiner, peindre, donner corps à tous les secrets qui se nichaient dans ma tête. Cette école était parfaite, je n'avais pas l'impression de me lever le matin pour rien, je commençais à trouver ma vraie place dans ce monde.

Je pouvais m'exprimer au travers de mes créations, avec un style morbide, certes, mais qui était le mien. J'avais de nouveaux amis, personne ne me connaissait, je pouvais faire semblant d'être juste là pour exprimer mon art. J'adorais l'innovation. Un jour, une professeure nous a demandé de créer une bouteille de parfum qui nous ressemblait, j'ai donc dessiné un poing bleu avec le bouchon sur le dessus. Cette main représentait mes batailles émotives, mon envie de m'en sortir et de surmonter tous les obstacles qui pouvaient se trouver sur ma route. Ma professeure m'a alors dit que ce poing était trop violent, qu'il fallait que je dessine autre chose mais que, comme il était original, elle l'exposerait sur les murs de l'école avec les autres œuvres des élèves sélectionnés. J'ai encore ce poing dans la cave de mes parents, dans une pochette avec tous les dessins que j'avais faits. Quelques années plus tard, j'ai pu découvrir le même poing, le même bleu, pour un flacon Diesel. Je me suis alors demandé comment mon projet avait pu être repris à l'identique dans le commerce. Mes idées étaient bonnes et elles n'étaient pas violentes, du moins pas trop violente pour une commercialisation, j'en ai eu la preuve.

Je m'étais liée d'amitié avec autre étudiante, Julie. On passait notre temps libre ensemble, j'avais une vie normale de fille de mon âge et tout ce que j'avais vécu était mis aux oubliettes.

Un soir, j'ai décidé de la rejoindre dans un petit troquet à la devanture orange, proche de la station de métro Nation. Elle était assise, une bière à la main. Je me suis empressée de commander au barman un coca, et notre cancan féminin a pu commencer. J'étais toujours la jeune fille souriante pour qui tout était normal, la jeune fille sans souci, sans problème. Je l'écoutais me raconter ses déboires amoureux, sa vie universitaire artistique ; un moment agréable entre amies. Si personne ne pouvait m'entendre, je pouvais, moi, être une oreille attentive pour les autres. Chacun a ses soucis et leur importance n'a de valeur qu'aux yeux des personnes concernées. Il n'y a pas de comparaison possible entre les différents passés, même si certain sont plus *hard* que d'autre. Simplement, écouter les difficultés des autres me faisait oublier les miennes un court instant.

Je commençais à envisager l'idée d'ouvrir mon cœur. Si ma bouche restait pour le moment close, je pouvais toujours espérer avoir une vie amoureuse traditionnelle. L'amour, ce mot si vide pour moi à l'époque, signifiait simplement une relation à deux avec des émotions variées, rien de plus. Je voulais essayer d'être comme les autres, du moins essayer de vivre comme les autres, comme ces personnes qui n'avaient pas été abusées durant leur enfance et qui n'avaient pas de tares affectives. Marcher dans les rues main dans la main, s'embrasser langoureusement, se serrer dans les bras jusqu'à se sentir vivant. Était-il possible que mes sentiments s'embrasent ? Était-il possible que Floriane Arzouni ait de l'importance aux yeux d'une personne ? Seul l'avenir pourrait me le dire.

Alors que je discutais avec Julie dans ce troquet, que nous rigolions, que nous nous amusions de sa vie, de ses amants, de sa famille, j'ai aperçu un garçon s'approcher du bar, sur son skate.

L'univers m'avait entendue. Allait-il me redonner goût aux rencontres ? Nos regards se sont croisés et il s'est approché de moi pour entamer la discussion. Julie était sur son portable, elle ne m'en a pas tenu rigueur. Il avait les cheveux bruns, ondulés, dans un style décontracté, semblait propre sur lui, avait l'air gentil et me fixait. À travers son regard charmeur, je pouvais deviner son attirance pour moi. Alors, je me suis donné une chance de vivre quelque chose de différent. Il s'appelait Manuel.

Nous avons échangé nos numéros. Quelques jours plus tard, nous avions rendez-vous à 21 heures devant la Fnac de Bastille, qui existait encore à cette époque. Il est arrivé dix minutes en retard, sur son scooter noir orné de stickers. J'étais contente, j'allais peut-être enfin guérir. Chouette ! J'allais peut-être enfin avoir une vie ! Arrivé à ma hauteur, il m'a fait la bise. Un couple de touristes en visite à Paris nous a demandé le chemin pour se rendre dans un restaurant. Manuel, gentil garçon, leur a proposé que nous les accompagnions. C'était chevaleresque de sa part ! Manque de chance pour moi, il habitait juste en face du restaurant en question, juste à côté de Bastille. Il faisait froid et Manuel ne portait qu'un sweat à capuche. Vu que nous étions là, il m'a demandé de monter chez lui cinq minutes le temps de récupérer une veste. Cinq minutes.

21 h 20. Je l'ai suivi sans trop me poser de questions car, pour moi, ce rendez-vous galant était plein de promesses. Chez lui, il m'a demandé de retirer mes chaussures pour ne pas salir ses tapis ; j'ai accepté, c'était logique, puis il a fermé la porte à clé. À clé. Il m'a proposé de m'asseoir le temps de trouver sa veste et de prendre un verre de vodka, que j'ai bien évidemment refusé, suite à ma précédente expérience ; la seule idée de sentir à nouveau cette odeur me donnait des haut-le-cœur. Il s'est servi et m'a tendu un verre d'eau. Sa veste n'avait plus d'importance, comme notre rendez-vous galant, d'ailleurs. Il m'a montré des collages qu'il avait faits avec des images pornos, m'a demandé si ça me plaisait. Non, ça ne me plaisait pas, mais j'ai souri, pour signifier mon étonnement. Comment pouvait-il penser que ces images pornos me plairaient ? Il m'a ensuite parlé de ses graffitis dans les métros parisiens en hommage à Calimero, et a entamé un monologue sur son art. J'ai pensé que nous avions un nouveau point commun ; c'est vrai, j'étais en école d'art et lui me montrait ses œuvres, certes, spéciales, mais quand même. Son bureau était dans son salon, et la fenêtre donnait sur la cour de l'immeuble. Je regardais les oiseaux passer, la nuit tomber.

Je commençais à me poser des millions de questions : je n'étais pas à l'aise, mais j'avais tout de même accepté de monter chez lui. Ma faute.

Je ne l'écoutais plus, je regardais juste autour de moi. Comment faire si la situation dégénérait ? Mais merde, pourquoi la situation aurait dégénéré ? La porte était fermée, je n'avais pas mes chaussures, j'étais coincée, en cage, comme un animal de cirque. Je n'ai rien fait, j'ai laissé passer le temps en espérant qu'il n'allait pas se passer ce à quoi je m'attendais. L'espoir était encore là. L'espoir, celui qui me faisait rêver d'une relation amoureuse, cet espoir qui m'avait conduite dans la gueule du loup. Était-ce ma destinée ? Mon front était-il gravé de ces mots : « touche-moi, prends-moi, je ne suis qu'une merde de fille qui demande qu'à être piétinée » ?

Il a attrapé ma gorge violemment, mais cela ne me faisait rien, ça n'avait que peu d'importance, car je me focalisais sur mon évasion ratée. Je sentais ses mains m'agripper, j'ai dit « non », mais il a pris ça pour un grand « oui ». Il m'a ensuite violemment pris la tête en tirant mes cheveux. On était sur son canapé.

J'allais mourir pour la deuxième fois, je le savais. Il m'a forcée à le sucer. J'ai été obligée de le faire, je ne voulais pas qu'il me frappe, qu'il me dévisage et que j'aie à expliquer à mes parents que j'étais dans une mélasse noire. La situation ne me convenait pas, je n'étais pas d'accord. Il m'a simplement dit que, plus vite je ferais ce qu'il voulait, plus vite je pourrais partir. Je l'ai fait. Je n'ai pas mordu ou essayé de me débattre car, de toute façon, j'étais coincée chez lui, son pénis dans ma bouche. Pourtant, mes dents me suppliaient de les utiliser, sentir la peau de sa bite sur mes lèvres me donnait envie de le tuer, de me défendre, mais je n'ai pas pu, j'étais tétanisée. Une fois son affaire terminée, il est allé chercher une serviette de bain et m'a essuyé la bouche. Heureusement, il avait éjaculé sur mon visage et non à l'intérieur. Et puis, il a ouvert la porte et, avant de me laisser partir, a dit : « Toi, je t'aime. »

Quelle ironie ; moi qui avais voulu me reconstruire en amour, reprendre confiance en moi, moi qui avais tout fait pour avancer et guérir, je venais de me faire détruire par cette espèce d'animal qui avait tout fait foirer. Connard.

Je suis sortie de chez lui, la bouche une deuxième fois souillée, béante. J'ai marché aussi loin que je pouvais. Il était minuit trente. Mon cerveau n'arrivait pas à penser, j'étais une loque sur pattes. Je me suis réfugiée chez Julie, cette amie qui l'avait vu me parler.

J'ai sonné à sa porte et ai commencé à lui raconter ce qui venait de se passer, mais elle m'a juste dit que j'aurais pu me défendre, que j'aurais pu le mordre. Non, je ne pouvais pas, ma propre survie dépendait de mon acceptation. Comme une fatalité. J'ai donc changé de conversation et me suis endormie dans son lit. Faire semblant que j'étais responsable et faire semblant que, finalement, comme c'était un rendez-vous galant, je l'avais bien cherché. Elle ne me comprenait pas et, le pire, c'est qu'elle n'entendait pas mon désespoir.

Le lendemain, je suis rentrée chez mes parents, leur ai raconté que j'avais passé la soirée avec Julie, que c'était très sympa, une soirée entre filles, quoi. J'ai pris une bonne douche chaude et je suis passée à autre chose. Quand j'ai raconté cette histoire quelques jours plus tard à Jérôme, un très bon ami, il m'a tout de suite conseillé d'aller porter plainte et m'a dit que, si je voulais, il irait lui casser les deux jambes. Sur le moment, je me suis dit « pourquoi pas », il y avait enfin quelqu'un qui m'entendait et me soutenait. J'ai bien évidemment refusé son offre musclée et je suis allée au commissariat des Halles. Je suis tombée sur un homme d'une gentillesse incroyable. Je ne savais pas comment expliquer ma situation, alors je lui ai dit que je venais le voir car j'avais subi une agression sexuelle. Le policier, honnête, m'a dit qu'il n'y avait pas de service compétant dans son commissariat pour porter plainte et qu'il valait mieux aller au 36, quai des Orfèvres, où je pourrais être entendue par une femme afin de lancer la procédure. Gentiment, il a demandé à son collègue de m'y amener. C'était la première fois que je roulais assise dans une voiture de policier. Il s'est arrêté à l'adresse et m'a accompagnée à l'intérieur pour prévenir la personne de l'entrée qu'il fallait que je voie quelqu'un de la police judiciaire. Il est monté avec moi et a attendu que cette inspectrice me prenne en charge. Encore aujourd'hui, je ne peux que le remercier.

Cette inspectrice m'a proposé d'entrer dans son bureau et s'est installée en face de moi. Un de ses collègues nous a servi de témoin.

Je lui ai tout raconté dans les moindres détails. Elle semblait sceptique et ne faisait rien d'autre que de répéter encore et encore ce qui s'était produit. Je ne ressentais aucune émotion, je ne pleurais pas, je voulais juste essayer de voir si je pouvais avoir une quelconque aide. J'ai raconté ce qui s'était passé trois fois de suite, avec les mêmes mots, toujours sans état d'âme, car rien ne pourrait changer cette fatalité. Elle ne m'a dit qu'une seule chose ; que mon dossier était trop *light*, que je n'avais pas de traces de sperme dans la bouche, pas de traces apparentes de violence, que des filles « comme moi » mentaient sur des viols ou des agressions, qu'elle en voyait toute la journée et qu'elle m'avait cernée.

Son collègue, lui, disait le contraire, qu'il fallait que je porte plainte pour que Manuel soit puni. C'est en donnant le prénom de mon agresseur, en le décrivant, et précisant qu'il graffait des Calimero dans le métro parisien que j'ai su qu'il était fiché par leur service. Son collègue m'a expressément demandé de porter plainte, car ce garçon était déjà connu pour des faits similaires, mais l'inspectrice a essayé de m'en dissuader en me répétant que ça n'irait pas loin et que, comme j'étais pareil que les autres menteuses, ça ne servirait à rien.

J'étais tellement anéantie par la réaction de cette inspectrice que je lui ai dit que je ne porterais pas plainte et que je voulais partir. C'était injuste, mais je ne pouvais pas seulement parler à son collègue, il fallait qu'elle soit présente. Je suis partie sans avoir reçu de l'aide, sans avoir été écoutée, et je me suis retrouvée face à moi-même, encore une fois, avec ce sentiment d'injustice, encore une fois. Et pourtant, Manuel était fiché. Fiché. Mais la policière n'a rien voulu savoir. Une colère violente m'est montée à la tête.

J'étais morte pour la deuxième fois.

J'ai abandonné l'idée de pouvoir être heureuse avec un homme, de pouvoir me construire une vie normale. Et surtout, le jour où cette inspectrice n'a pas voulu me croire, j'ai décidé de ne plus jamais parler de ce qui m'était arrivé, de ne plus jamais me confier car, de toute façon, les gens ne me croiraient pas.

J'ai alors contemplé mes désillusions, une par une, et je me suis mise en mode *off* car, apparemment, je ne comptais pas assez pour que mes mots soient entendus. Je suis rentrée chez moi, comme si tout allait bien, comme si ma journée était ensoleillée et classique. Merde.

Aujourd'hui, je voudrais dire à l'inspectrice du 36, quai des Orfèvres en service en 2004, qui a dû tenir ce discours à d'autres femmes et hommes victimes de viols ou d'agressions sexuelles, qu'elle est complice et responsable de l'amplification du traumatisme psychologique de nos existences, nous qu'elle a envoyés chier sans même penser que nos histoires pouvaient être vraies. Je lui souhaite de ne jamais vivre ce qu'elle m'a fait endurer pendant ces quelques heures où j'ai dû, moi, me justifier. Je voudrais aussi lui expliquer qu'une personne ayant subi une quelconque agression sexuelle se sent mourir ; elle laisse passer le moment sans rien pouvoir faire car l'esprit n'est plus connecté à la réalité, car il n'y a plus aucun ressenti, car la peur prend le dessus et crée un état végétatif. Le discours est différent car, sans aucune tristesse ni aucune émotion, rien ne se voit ni ne s'entend. Si je n'ai pas montré le moindre signe de colère, c'est simplement parce que mon cerveau ne fonctionnait plus.

J'espère aussi que, si cette dame a une fille, jamais elle ne mettra sa parole en doute, qu'elle la croira et l'accompagnera, car il faut bien le dire : elle était bien placée pour m'aider, son poste était fait pour ça. Mais elle a refusé de le faire. Elle a préféré fermer les yeux.

Je n'avais donc plus que moi pour m'aider, il a fallu que j'agisse seule, comme une grande, à ma manière ; le mal par le mal. Ma bouche étant déjà souillée, il fallait que mon corps reprenne vie, c'était une question de survie imminente. J'ai passé quelques années à ruminer cette injustice et, finalement, je m'y suis habituée. Mais il faut croire que mes émotions n'ont pas réussi ce tour de force.

Il était important que j'aille au-delà de ma deuxième expérience traumatique.

Le mal par le mal

J'ai découvert le sadomasochisme, un comportement sexuel associant le sadisme et le masochisme : faire mal ou avoir mal, de façon consentie et réfléchie. Cette pratique, qui pouvait parfois être dangereuse, était délibérée, j'en avais besoin, ma mémoire traumatique en avait viscéralement besoin.

Je suis partie en quête de ma nouvelle moi, de mon nouveau corps.

J'ai commencé à m'intéresser à cette pratique et aux différentes opportunités qu'elle offrait de reprendre le contrôle sur ma vie sexuelle à 21 ans. Par curiosité, j'ai fait une recherche sur Internet et le sadomasochisme m'est apparu. Ce fut comme une évidence. Toutefois, avant de commencer cette introspection corporelle, j'ai lu quelques livres sur le sujet qui m'ont marquée, comme *Justine ou les Malheurs de la vertu*, écrit par le marquis de Sade en 1791, livre à propos des souffrances corporelles sexuelles, du sadomasochisme et de la capacité de l'esprit à encaisser de telles tortures, ou encore *Le Manoir* d'Emma Cavalier, livre basé sur une histoire d'amour entre une archiviste et un riche homme, un poil cliché mais, en 2006, ce fut la révélation. Cette révélation n'avait pas pour but de me réconcilier avec l'amour, mais de m'ouvrir aux ressentis d'une femme et à son témoignage sexuel. Ces deux ouvrages m'ont marquée par la justesse de leurs mots, de leur narration et de ce qu'ils m'offraient au moment où j'en avais le plus besoin. C'était parfait pour moi, pour ma guérison. Le mal par le mal.

Par le biais d'une amie, j'ai rencontré un homme qui m'a fait vivre exactement ce qui était nécessaire pour me relever. J'ai choisi de me faire humilier psychologiquement en me faisant traiter de conne, de pauvre fille, de faible. Ces mots ont été un véritable un électrochoc : non, je n'étais pas tout ça. Il fallait simplement que je conçoive cette évidence ; une personne étrangère à mon passé, ne connaissant rien à mes traumatismes, au regard neutre, pourrait me guérir, mais selon mes règles. J'ai aussi voulu sentir souffrir mon corps. J'ai choisi de me faire gifler jusqu'à m'en dévisser la tête, d'établir des jeux dangereux avec des objets contendants pour me sortir de ma zone de confort et voir jusqu'où je pouvais tenir avant de dire stop. Je devais me confronter à certaines situations consenties pour pouvoir être apte à réagir ou à les vivre réellement, pour être capable de répondre ou de me défendre, à l'avenir, sachant que je ne l'avais pas fait auparavant. J'ai eu droit aux fouets sur ma peau, rougie par les marques, aux morsures par des dents bien taillées, aux étranglements me menant presque à l'évanouissement. J'étais en accord total avec la douleur que je pouvais encaisser. Je voulais voir jusqu'où mon corps pouvait m'amener dans cette souffrance maîtrisée.

Je sentais ma peau dans toute son entièreté, je choisissais mon sort, je choisissais d'avoir mal et de tenter des expériences sexuelles douloureuses, je reprenais le contrôle, j'apprenais à me connaître, à connaître mes réactions, mon plaisir et mes limites.

Alors, tout ce que je vivais étouffait mes douleurs psychologiques, je commençais à guérir. Cette quête était uniquement basée sur la croyance que, si j'avais très mal mais que je le choisissais, alors, je serais capable de faire d'autres choix dans ma vie, pour mon bien.

C'était très paradoxal ; j'avais été victime de deux agressions sexuelles et je cherchais à présent à faire vivre à mon corps des sévices particuliers. C'était mon moyen de survie, aller vers le danger, à la limite du drame pour sentir quelque chose. Cette méthode a fonctionné, plus j'avais mal, plus je me sentais vivante. Putain, tellement vivante. Ça a duré quelques années.

Cela peut paraître déroutant et injuste d'avoir à passer par ce chemin obscur pour trouver un sens à sa propre existence. C'est difficile de s'avouer que quelque chose ne va pas et que, la seule chose capable d'adoucir cette souffrance, c'est justement d'avoir encore plus mal, comme une amnésie mentale. Mon corps reprenait sa place. Certaines personnes peuvent penser que c'est affreux, sale ou sordide, que c'est de la torture inutile, mais pour moi, ça a été salvateur.

J'ai pu passer à autre chose, car je m'étais enfin reconstruite de l'intérieur.

C'est une façon particulière de guérir, qui ne correspond pas aux bonnes mœurs de la société, bien que nous vivions inconsciemment dans un cadre sadomasochisme : nous acceptons un travail qui ne nous plaît pas mais qui est important pour payer les factures, nous évoluons dans une famille dysfonctionnelle que nous devons obligatoirement voir pour les fêtes, nous recevons des conseils intrusifs de personnes absolument pas concernées par notre situation, sans pouvoir dire quoique ce soit par peur d'être encore plus malmenés… Il existe encore tant d'autres exemples.

Rien n'a été facile, ça a été un travail long et douloureux, car j'étais tout le temps seule, face à ma tristesse et aux injustices. Mais j'ai réussi. Une fois tout ce foutoir dans ma tête rangé, j'ai recommencé à accepter l'idée d'être heureuse, dans une vie seine et bienveillante.

Après la déchéance, je recommençais à entrevoir la lumière. Chaque individu vit ses chocs traumatiques à sa façon. Sa guérison peut être perçue par d'autres comme une abjection mentale, comme une déficience psychologique, mais il est très important de garder en tête que personne ne vit à la place d'un autre.

Mon enterrement

J'ai souvent pensé à mon enterrement. Combien de gens me rendraient hommage ? Seraient-ils tristes ? Me pleureraient-ils ? Quelle musique serait diffusée dans l'église ? Peut-être du Yann Tiersen ou du Ludovico Einaudi… Je me rends compte que personne ne connaît vraiment mes goûts musicaux, encore moins pour mon enterrement. Est-ce que mes parents feraient un discours ? Comment seraient-ils habillés ? Serais-je incinérée ou enterrée ? Tant de questions… Ces interrogations fréquentes me font toutefois prendre conscience de mon importance dans ce monde.

J'ai toujours eu ce besoin viscéral de m'imaginer ce moment, comme si je voulais déjà mettre fin à ma jeune vie. Mourir dans mon esprit me permettait de vivre plus pleinement. C'était nécessaire. À cette époque, je faisais partie de ces personnes qui avaient du mal à réfléchir, transparentes, tristes, tourmentées, secrètement affaiblies par l'injustice de la vie. Paradoxalement, je faisais aussi partie de ces personnes qui se battaient, qui envoyaient tout valser, qui donnaient des coups de pied à la fatalité. Ainsi, j'étais forte, mais je devais tout recommencer. Vivre avec de vieux souvenirs n'était plus possible.

Je me suis imaginée morte, dans une nature somptueuse, habitant une belle maison en pierre blanche avec d'autres enfants comme moi. J'étais la veilleuse, la nourrice, j'essayais de réparer un à un tous ces jeunes meurtris comme on répare un doudou déchiré. Au paradis, je leur donnais le meilleur des repas, je leur offrais tout mon amour et les câlinais jusqu'à ce qu'ils veuillent se détacher de mes bras. J'étais leur ange gardien, je les accueillais à la porte de leur demeure éternelle. Je leur assurais que plus rien ne pourrait leur arriver, qu'ils étaient maintenant en sécurité. Je faisais en sorte que leurs larmes et leur solitude disparaissent en un claquement de doigts. Ces enfants n'avaient rien demandé, et pourtant, le début de leur vie avait été difficile, tout n'avait été que torture, car ils étaient enfermés dans leur pensée sans pouvoir faire quoi que ce soit ; la détresse était devenue leur meilleure amie.

J'espère pour ces enfants que, devenus adultes dans la réalité, ils sauront trouver refuge quelque part sur terre et se relèveront pour vivre vraiment, et non plus pour survivre. J'aurais aimé les sauver et leur tendre la main, car la mienne n'a pas servi à autre chose qu'à toucher le sexe d'un pédophile.

Un soir, j'ai décidé d'enclencher ce processus de mort. Pas de suicide, non, juste de mort. J'ai donc écrit mon testament : « Je lègue mes nerfs au ciel, je lègue mes larmes à l'océan, je lègue ma colère à la foudre, je lègue ma vie passée à la Terre. » Ce testament ne prenait en compte aucune richesse, n'avait aucune valeur pécuniaire, il représentait seulement mes émotions face à mon vécu. J'avais besoin de les coucher sur le papier pour pouvoir passer à autre chose. Je n'étais plus un simple bout de viande, je n'étais plus un humain défaillant, j'étais en train de devenir moi, dans toute mon entièreté.

La mort passe aussi par le deuil, et en l'occurrence, ici, par mon deuil. Même si je ne pardonnerai jamais aux monstres qui m'ont salie, je ne ressentais plus ce besoin d'y penser, de me souvenir de mon début de vie merdique. Ma réparation psychologique était en cours. C'est étrange, quand on y pense, car subitement mon mental m'ordonnait de ne plus jamais me mettre dans des états seconds, dans des états de survie. Au cours de mon processus, la nuit, je me forçais à ne plus être celle que j'étais, à tuer cette petite fille qui hantait mon sommeil, à enterrer ces hommes qui m'avaient détruite. Nous ne choisissons pas quand ou comment notre vie débute, nous ne choisissons pas ce qui nous arrive, même si la société peut nous faire croire le contraire. Nous ne sommes pas responsables des horreurs qui nous tombent dessus.

J'avais toujours ma famille aimante et mes amis, il fallait que j'avance, et très rapidement. Je ne voulais plus passer à côté de mon existence et être l'ombre de moi-même. Mon existence devait maintenant être sublime, insouciante et apaisée. J'ai donc rangé mes tourments à l'intérieur d'un tiroir mental, et fermé à clé ma mémoire. Dire que je n'y pense jamais serait mentir, mais je n'autorise plus ces animaux à me tuer constamment. Je garderai à vie ces traces salaces, mais elles ne feront plus partie de mon quotidien. Chaque jour, un élément me rappelle ce que j'ai subi mais, que voulez-vous, c'est la vie. C'est ma vie.

En fait, le cerveau renferme tous les souvenirs, comme dans une boîte noire, et ces souvenirs se réveillent à chaque fois que la victime est confrontée indirectement à ce qu'elle a subi. Alors, d'un seul coup, elle explose, les larmes et la colère l'envahissent ; elle disjoncte. Pour aller mieux, j'essayais de ne pas me laisser aller, de ne pas retomber dans mes fébrilités émotionnelles. Je me disais que certaines personnes vivaient des choses encore plus affreuses ; c'est vrai, ça aurait pu être pire.

Pendant longtemps, j'ai laissé ces souvenirs dans les méandres de mon cerveau, je ne voulais plus m'y confronter et souffrir, je ne voulais plus abattre ce que j'avais construit pour essayer de guérir. Quand des bribes de souffrance me revenaient, c'était le cataclysme, je quittais la réalité faite de la volonté d'avancer pour retrouver mon passé de douleur. Il était hors de question que je revive ces épisodes encore et encore, comme un jour sans fin qui se répète. Je voulais vraiment que ce schéma cesse. J'étais mon propre moteur, mon propre bonheur.

J'utilisais la fatalité comme prétexte à chaque fois que ces souvenirs venaient détruire mes jolies pensées. J'avais exploré le côté sombre de la vie, il fallait que je m'habitue à son côté doux et léger, la douleur n'y avait plus sa place.

J'étais vivante dans ce monde qui voulait que je le dévore comme une morte de faim, j'avais faim d'amour, de changement, de belles choses. Une fois mon enterrement spirituel effectué, je ne ressentais plus le besoin de me mettre dans des situations compliquées, malsaines, moches et dangereuses. Après toutes ces expériences, il n'y avait qu'une issue : l'arrêt total de tout ce qui était en rapport avec la destruction massive mon être. J'étais en train de renaître. L'ancienne Floriane était, elle, dans une boîte en bois, les yeux fermés, arborant son plus beau sourire. Je ne ressentais plus d'agressivité, plus d'envie de vengeance, cela faisait partie de l'ancienne moi.

J'ai continué à suivre le chemin de mon existence, tranquillement, en mettant à la poubelle certaines de mes frasques passées. Je ne fréquentais plus le monde de la nuit, les squats et les oiseaux de mauvais augure, j'avais fait le tour de ce que cela pouvait m'apporter et, il faut bien l'avouer, je n'avais plus rien à leur apporter non plus. Mon corps s'était paré d'une nouvelle peau, une nouvelle chair, mon visage ne reflétait plus ma souffrance passée, mon attitude était plus posée et canalisée. J'étais enfin moi. J'avais traversé le désert, connu les épines des roses, marché sur des sables mouvants, mais j'étais là. Encore là. J'allais au cinéma, au restaurant, je sortais comme si jamais rien ne m'était arrivé, je recommençais à rire et à sourire, à m'émerveiller d'un rien. Ma vie d'avant était morte et enterrée.

Cette coupure, cette cassure a changé ma vie. J'ai pu reprendre mon souffle, apprendre à m'adapter au monde qui m'entourait. J'ai subi une amnésie consciente pour me sauver, mon cœur battait, mes jambes avançaient, mes bras attrapaient la vie avec fougue. Tout était derrière moi, j'avais juste envie de m'en sortir et de ne plus devoir me remémorer la douleur. Mon corps m'appartenait et, si ma gorge n'arrivait pas à faire sortir certains mots, certaines phrases, il fallait peut-être modifier le processus de communication. Peut-être que, si j'étais face à des personnes ayant vécu des événements similaires, cela m'aiderait à me comprendre, à comprendre l'image que je renvoyais. Peut-être qu'ils m'apprendraient quelque chose, comment ils avaient surmonté tout ça et, si ce n'était pas le cas, comment ils faisaient pour se lever tous les matins et aller au travail, manger, vivre.

Je n'ai jamais cherché la compassion de qui que ce soit, je n'ai jamais voulu me présenter comme une victime, même si je l'avais été, car cela m'enfermait et me ramenait à mon passé. Le mot « victime » est puissant et lourd de sens mais, lorsque j'essayais de parler à mes amis de mon vécu, je voyais que ces atrocités ne pouvaient être ni entendues ni comprises. Je ne me plains pas de leurs réactions, je ne leur en veux pas, c'est humain de ne pas vouloir voir les drames des autres, de ne pas vouloir être mis au pied du mur. Il est très difficile d'avoir la bonne réaction, la bonne attitude, la bonne réponse, tout se bouscule dans la tête. Il est très difficile de prendre la personne dans ses bras ou juste de lui dire « ça va aller, c'est du passé ». Personne ne peut comprendre le mal-être ou la souffrance. Je devais ravaler mes mots comme on ravale son vomi, c'est dégueulasse mais, si je ne voulais pas être confrontée à des réactions négatives voir déplacées, il fallait que je reste encore seule avec mes traumatismes. L'être humain est particulier. Il ne supporte ni la merde ni la tristesse.

Ma tête est pour toujours meurtrie, elle gardera à jamais en mémoire la dure réalité de l'humanité.

Le double « je »

Il est difficile d'être ami avec une femme qui a vécu des choses compliquées, parce que ces choses sont difficiles à comprendre et à entendre. Pour me fondre dans la société, il a fallu que je me crée une nouvelle personnalité, beaucoup plus édulcorée et moins dramatique. C'était déjà le cas durant mon enfance ; malgré le séisme émotionnel que je vivais tous les jours, j'allais à l'école, comme la plupart des enfants. Je devais, pour mon bien-être, me réinventer. Alors je suis devenue, aux yeux des autres, une petite fille normale, sans histoire, née dans une famille aimante, pour qui la vie était joyeuse et innocente. Je devais m'en sortir.

L'innocence volée par cet homme et disparue est devenue mon moyen de défense, qui se traduisait par l'isolement mental et la survie incessante. J'étais tiraillée entre l'envie d'être qui j'étais réellement et l'injonction à être la femme qu'il fallait que je sois. À croire que tirer un trait définitif sur tous ses démons n'est pas si évident.

C'était un travail de chaque instant, très difficile car je n'avais pas le droit d'être moi-même. J'ai construit un monde entier autour de moi. Lorsque j'entendais des histoires de viols ou de pédocriminalité, je m'en éloignais pour ne pas sombrer dans la tristesse, je ne pouvais pas parler de mon histoire car je ne voulais pas tout réexpliquer, recevoir un pseudo-jugement et montrer ma plus grosse faiblesse. Je ne regrette rien, car j'ai réussi à avancer dans ma vie avec mes moyens, si faibles soient-ils. Je commençais alors à devenir une personne sans histoire, une personne normale. Cela me faisait du bien ; c'est agréable de se sentir plus légère et d'avoir conscience de son attitude, aussi fausse soit-elle.

Si l'on me demandait à quoi je jouais lorsque j'étais enfant, je répondais simplement que cette époque remontait à trop loin pour que je m'en souvienne, le tout en souriant joliment.

Lorsque des amis me racontaient leur vie, leur quotidien, leurs problèmes, ils terminaient leur phrase par : « De toute façon, toi, tu n'as pas de problèmes, tu viens du 16e arrondissement de Paris, tes parents ont les moyens, et puis, tu as toujours le sourire ! » Silencieusement, je rêvais de leur cracher au visage mon histoire. Mon sourire ressemblait à celui d'un clown : je jouais la comédie, j'étais une fille très joyeuse, je ne racontais rien de mon passé, certaines personnes n'arrivaient pas à me cerner, d'autres me disaient que j'avais un côté très sombre qui les mettait mal à l'aise. J'étais ce clown qui, en société, riait, faisait des blagues, avait beaucoup d'ironie et d'autodérision, je me cachais derrière ce masque, ce maquillage. Je me suis fait tatouer presque tout le corps, il fallait que ma peau puisse m'appartenir à nouveau. La plupart de mes tatouages sont en lien avec la religion : j'ai des chapelets, des croix, des mains qui prient, mais aussi des souvenirs de famille. Je ne pense pas que la religion ait une place particulière dans ma vie, mais les symboles de la croix, de la prière et de la Vierge Marie m'apportaient du réconfort. Je ne suis pas une repentie, juste une rescapée.

La sensation des aiguilles qui perforaient mon épiderme me faisait du bien ; je ressentais cette douleur, non pas avec du plaisir, mais dans l'espoir d'aller mieux.

Venir du 16e arrondissement ne signifie pas que je n'ai pas eu de problème, que je suis une bourgeoise pour qui tout va bien. J'ai beaucoup regretté cette stigmatisation facile. Si seulement l'humain était moins égoïste, si seulement l'humain s'intéressait davantage à ses semblables, ces faits, ces histoires ne seraient pas aussi tabous. Mais les gens refusent de voir l'horreur et l'atrocité sous leurs yeux, et je les comprends. Si j'avais eu le choix, j'aurais évidemment choisi une vie lumineuse et rigolote. Si j'avais eu le choix, j'aurais dit « non » et je me serais fait entendre. Mais je ne l'ai pas eu, ce choix, alors excusez-moi de parfois faire l'impasse sur vos problèmes, de parfois paraître insensible à vos chagrins, croyez-moi, j'aurais préféré qu'il en soit autrement et ne pas devoir agir ainsi.

Le double « je » a commencé vers mes 24 ans, au moment où je découvrais la vie de femme. Je me fichais toujours de l'amour, cette notion n'avait pas encore sa place dans mon cœur. Tout évoluait, mais petit à petit. Je me demandais juste ce que les autres femmes et hommes victimes faisaient de leurs journées, de leurs soirées, quel métier ils exerçaient, s'ils avaient une famille ou s'ils s'étaient, pour certains, donné la mort. S'ils avaient commis cet acte si triste, si dramatique pour échapper à leur douleur et à leurs pensées violentes.

Ce double « je » m'a construit une belle carapace. La journée, j'avais ma vie normale, et la nuit, je me renfermais sur moi, plongeais dans les méandres de mon âme, me demandais si ma bouche, qui avait été violée, était propre, si j'étais propre. Cette souillure, je ne l'ai pas inventée, c'est un fait, la putain de conséquence de certains actes. Je me suis demandé si l'univers avait sciemment choisi cette partie de mon corps à chaque agression, comme pour minimiser l'acte ; après tout, ce n'était que la bouche.

Les répercussions n'étaient pas uniquement corporelles ou psychiques ; tout ce que j'entreprenais s'en trouvait affecté. Chacune de mes actions semblait découler de ces horreurs, que ce soit ma quête de l'existence parfaite, mon vœu de me sentir bien ou juste ma volonté d'amnésie. Malheureusement, tout le monde me rappelait chaque jour et chaque nuit ce que j'avais vécu : les faits divers, les films, les médias… J'ai essayé d'évoluer, de grandir, de mûrir, de laisser la noirceur de côté pour accueillir la joie. Et puis, je n'allais pas me plaindre à moi-même indéfiniment, j'avais tout mis aux oubliettes, je n'allais pas tout faire capoter par manque de contrôle émotif. Je suis passée par différentes phases de guérison – le sadomasochisme, la résilience, l'embellissement psychologique, le double « je » –, mais j'avais aussi besoin de découvrir des structures qui offraient aux gens des plaisirs simples. Je ne parle pas de prostitution, mais de boutiques particulières.

Ainsi, à cette période de ma vie, j'ai fait le choix de travailler dans une boutique érotique du 4e arrondissement de Paris. Ce lieu était spécialisé dans le plaisir de la femme et du couple, on y trouvait des vibromasseurs, des huiles de massage, des lubrifiants, tout pour partir à la conquête du corps et apprendre à reprendre possession de soi.

J'ai décidé de me faire embaucher là-bas non pas par curiosité, mais parce que je savais que j'allais y trouver un certain réconfort et des réponses à mes questionnements. Je ne cherchais pas le réconfort sexuel, je souhaitais redécouvrir l'espèce humaine. Lorsque l'on évoque ce genre de structures, les gens s'imaginent que c'est uniquement par obsession du sexe, que chaque vendeuse est une cochonne, qu'elle aime parler toute la journée de vagin, de bite et de baise. Si seulement vous saviez tout ce que je m'apprêtais à y vivre, tout ça parce que je ne travaillais pas dans une banque ou un magasin de vêtements. Si seulement vous saviez à quel point je me fichais du sexe. Oui, mon corps était mon terrain d'expériences, mon outil de plaisir intime et personnel, j'en faisais ce que j'en voulais, mais pas sur mon lieu de travail. J'avais ma vie personnelle, j'avais régulièrement des aventures sexuelles avec des personnes différentes pour garder espoir sur ma capacité à ressentir du plaisir. Je vivais chaque journée intensément, ces hommes et ces femmes avec qui je me mettais à nu un court instant me procuraient une satisfaction intellectuelle importante, comme s'ils comblaient un manque affectif, un manque corporel. Il n'était pas juste question de se voir chez nous, nous partagions aussi des moments hors de nos chambres à coucher.

Grâce à la boutique, j'ai découvert des femmes extraordinaires aux profils et aux personnalités variés. J'ai eu la chance de pouvoir conseiller des femmes battues qui avaient besoin de retrouver un semblant d'elles-mêmes, des femmes qui avaient été violée et qui avaient besoin d'aide pour réparer leur corps, des jeunes filles de 20 ans qui me demandaient comment retrouver leur dignité, après avoir été obligées par leurs amies de s'insérer des objets comme des stylos dans le vagin. Toutes ces femmes espéraient elles aussi revivre en reprenant possession de leur corps. Chacune d'entre elles reflétait à sa façon la société à laquelle je m'étais préparée depuis mon plus jeune âge. Toutes leurs idées préconçues étaient détruites ; ce n'était pas qu'une histoire de jouets érotiques ou de lubrifiant, c'était un lieu où elles pouvaient s'exprimer face à une inconnue qu'elles ne reverraient sans doute jamais. Il y avait aussi des couples, des hommes à la recherche de plaisir simple, je n'étais pas tout le temps face aux mêmes besoins. Ces personnes voulaient un objet, une tenue pour alimenter leur désir sexuel en solitaire ou à plusieurs.

Lorsque je ne vendais pas de jouets érotiques, je profitais de mon temps libre pour boire des cafés allongés avec mes amies, aller au cinéma, j'étais à peu près heureuse. Je riais pour de vrai, ma vie avait à nouveau une réelle importance à mes yeux. J'ai travaillé là-bas quelques années, jusqu'à sentir que c'était le moment de partir. Ce lieu ne pourrait plus rien m'apporter et, surtout, j'avais eu les réponses à mes questions existentielles ; les femmes cassées qui venaient me voir s'en sortaient comme elles le pouvaient, elles faisaient de leur mieux et tentaient de vivre correctement, malgré leur absurde fatalité. Je n'avais plus ce besoin de conseiller, d'aider, ou juste d'être à l'écoute. Et puis, je voulais entreprendre quelque chose de nouveau qui sorte du milieu du sexe.

En annonçant mon départ à mon directeur, je me suis rendu compte que je vivrais une nouvelle injustice, une troisième, différente, certes, mais c'était quand même une putain d'injustice. Je voulais démissionner, ne plus devoir parler de cul à longueur de journée, mais j'ai dû me confronter à un homme infect avec les femmes.

Il m'a dit qu'il ne me laisserait pas partir, que la période des fêtes arrivait et que je n'avais pas le droit de quitter mon travail juste parce que je le voulais. Je lui ai demandé une rupture conventionnelle afin d'avoir une sécurité financière, c'était mon droit, j'y étais déjà depuis de nombreuses années, mais il l'a refusée. J'étais assise en face de lui, je le regardais, avec son sourire suffisant, j'écoutais ses propos vomitifs ; tout ce qui comptait, c'était que je sois là pour faire des paquets-cadeaux, mais je n'en avais rien à foutre, de ces paquets-cadeaux. Je devais reprendre mes droits, et ne pas laisser une autre personne décider pour moi. Je me retrouvais coincée entre ce que je devais dire pour être entendue et ce qu'il fallait que je fasse pour que je sois comprise.

J'ai donc mis mon autre masque, celui de la défense et de la survie, je lui ai dit que, s'il ne me laissait pas partir, je sombrerais dans une dépression sans nom, qu'il serait responsable et que je méritais de partir comme bon me semblait. C'était comme ça ; je n'allais pas une fois de plus me laisser emmerder par un homme comme lui. Même s'il est compliqué de se sortir d'une telle situation professionnelle, situation dans laquelle c'est à notre supérieur de décider, il était hors de question que le mien prenne le dessus sur mes envies et mes choix de vie. J'ai réussi à signer ce fameux papier officialisant mon départ, le Saint Graal de ma liberté, et je suis partie après trois ans de bons et loyaux services. J'avais réussi comme une grande à faire le bon choix et à me sortir d'une situation que je ne voulais pas, je reprenais le contrôle des événements.

Un mal qui sévit partout

Alors que j'étais confrontée silencieusement à mon passé, une réflexion s'est imposée à moi : les petites filles et les femmes ne sont pas les seules victimes de ces sévices, les petits garçons et les hommes le sont aussi. Mais on ne parle que très peu de ces derniers. Il existe différents mouvements de protestation pour la protection des femmes, et heureusement. Cependant, certains de ces mouvements pointent du doigt les hommes dans leur globalité, sans évoquer ouvertement les exceptions. Sans dire ouvertement que, oui, il y a des monstres, mais il y a aussi des petits garçons qui ont été détruits par des hommes comme par des femmes.

Ces petits garçons, et plus tard ces hommes, pensent qu'ils ne peuvent pas vraiment parler ou s'exprimer pour ne pas affaiblir le combat des femmes. Nombreux sont ceux qui pensent que, en tant qu'hommes, ils ne peuvent pas évoquer les violences sexuelles qu'ils ont subies. C'est bien dommage. Que leur reste-t-il alors ? Vivre avec ce poids ou mourir ? N'ayons pas peur de dénoncer les hommes et les femmes pédophiles ! Il faudrait aussi être capable de dénoncer ces actes terribles au nom des filles et des garçons victimes ! Il existe aussi des femmes monstrueuses, des femmes qui abusent, elles font partie de la société mais restent cachées. Tous les monstres doivent être mis à nu, il ne doit pas y avoir de sélection.

Il faut effectuer un travail de fond pour que toutes les victimes ne soient plus obligées de vivre un double « je », il faut effectuer un travail de fond pour dénoncer tous les monstres qui ont commis ces actes infâmes. Le double « je » s'arrête là où la parole est entendue, là où l'empathie fait ses preuves, là où il n'est plus nécessaire de faire semblant d'aller bien et qu'il ne s'est rien passé de dramatique.

Il faut essayer, même quelques secondes, de se mettre à la place d'une victime, il faut essayer de communiquer pour trouver les clés qui ouvriraient les portes de l'entente et de la compréhension. On n'apprend pas à déchiffrer, dans les livres d'école, les attitudes d'une personne qui ne va pas bien, qui a des difficultés. Pour la plupart, on ne sait pas comment répondre ou réagir face au comportement de quelqu'un qui ne va pas bien. Il est très important d'informer et de former la société sur les signes d'une souffrance psychologique et corporelle.

En parler furtivement n'est pas suffisant, dénoncer des faits n'est pas suffisant, il faut avoir une réelle éducation sur ce que les monstres, qu'ils soient des hommes ou des femmes, peuvent faire subir à des enfants. La vie peut être bien hostile si on est seul, si la nuit ne disparaît jamais.

Je ne suis la porte-parole de personne, mais ces actes foutent un bordel sans nom dans la vie d'un enfant qui doit plus tard devenir adulte ; il ne peut pas grandir comme les autres, il ne peut pas jouer, respirer, rire comme les autres. Il faut laisser la place à l'empathie et mettre à mal tous les tabous qui entourent le sujet. Personnellement, je me fiche de savoir ce qu'était la vie des pédophiles avant qu'ils ne commettent ces actes, je me fiche de leur profil psychiatrique et de comment les réinsérer dans la société. Pour moi, un pédophile ne changera jamais et ce qu'il a fait subir à un enfant est catastrophique. Toute sa vie, ce petit être traversera une tornade émotionnelle tellement dure et triste. Toute sa vie, il se demandera s'il pourra vivre normalement, s'il pourra s'endormir sans repenser à ce qu'il a vécu, s'il pourra éprouver un quelconque plaisir d'exister. Il faut pouvoir écouter ses cris, ses hurlements, l'aider à remonter à la surface, car sans aide, c'est impossible.

La pédophilie est un fléau international, comme les trafics sexuels d'enfants, les vidéos pédopornographiques, mais tout semble passé sous silence ou être sans importance aux yeux des personnes qui n'ont rien vécu de tout cela. Les enfants victimes, eux, restent détruits, anéantis et brisés de l'intérieur.

Fin de soirée

Après avoir quitté mon travail de vendeuse, j'ai profité d'une année sabbatique dans mon petit studio de la rue du Père-Brottier, situé dans le 16e arrondissement. Ce coin de la capitale était calme et tranquille, je l'adorais, je pouvais passer des journées et des soirées à regarder des films, à écouter de la musique, à lire. Quand l'envie m'en prenait, je me baladais dans des quartiers plus animés, Oberkampf, Bastille, République, Châtelet-les-Halles ; j'étais libre. Je prenais le temps de vivre, de profiter de chaque instant et de ma nouvelle sérénité. Il était primordial pour mon bien-être de m'accorder cette pause. J'étais contente, car je ne me retrouvais plus face à moi-même, à m'apitoyer sur mon sort, je n'éprouvais plus de tristesse ou de colère, je devenais de plus en plus neutre. J'étais impassible face à mon passé, j'avais réussi à anesthésier mes émotions néfastes. Mon nouveau chemin de vie était plus beau, plus éclairé, je pouvais réellement commencer à exister. Je peux même dire que je touchais le bonheur du bout des doigts. Ces années m'ont permis de renouer avec le contact humain et l'empathie. Au début, je voulais juste découvrir un autre aspect de la sexualité, pour savoir si le commun des mortels vivait une existence paisible ou au contraire cherchait sans cesse à guérir d'une certaine souffrance. J'en suis sortie plus forte et plus mûre, tant au niveau social qu'émotionnel. Je ne garde que des bons souvenirs de cette époque car, grâce à elle, j'ai pu évoluer en toute sérénité.

À 29 ans, j'ai décidé de mettre fin à mon oisiveté. Un homme avec qui j'avais déjà travaillé dans un fast-food m'a proposé de le rejoindre en tant que serveuse dans son nouveau bistrot, situé dans le quartier des Batignolles, dans le 17e arrondissement. Le restaurant avait un style classique, traditionnel, les clients étaient gentils et agréables. Le patron était sympa, mes collègues aussi. J'y étais bien. Mes horaires me permettaient de jouir encore de mes loisirs, de voir mes amies. J'écrivais toujours mes pensées sur du papier chiffonné dans les transports en commun. Je pouvais rester tard au restaurant, la nuit, jusqu'à 4 heures du matin. C'était un lieu sain et simple. Les policiers de la BAC venaient régulièrement après leur service, les femmes célibataires espéraient trouver un amant de passage, les groupes d'amis venaient fêter des anniversaires. Tout le monde pouvait se retrouver dans ce bistrot, sans distinction de classe ou d'origine, et c'est ce qui faisait son charme.

Tous les soirs, un homme âgé d'une soixantaine d'années, portant des lunettes à double foyer, venait dîner avec une femme différente. Certaines étaient jeunes, d'autres un petit peu moins. Il prenait à chaque fois la même bouteille de vin rouge, commandait le même plat, sortait inlassablement fumer sa cigarette devant le bistrot en regardant les passants. Il prenait ces femmes par la taille, elles semblaient heureuses, comme si ce geste les honorait. En demandant à mon patron qui était cet homme, j'ai tout de suite compris pourquoi il m'intriguait ; il avait son club privé sadomasochiste à une rue de notre établissement. Quelle ironie, je m'étais éloignée de ce monde particulier, qui m'avait pourtant bien aidée, et voilà que je le retrouvais par hasard.

Je suis restée une année dans ce restaurant, jusqu'à ce que ce patron de club sadomasochiste me propose de travailler pour lui en tant que barmaid. Je n'avais jamais fait de cocktails de ma vie, mais il s'en fichait, il voulait juste que je le rejoigne. Il devait sans doute sentir que je connaissais ce milieu, même si je m'étais bien gardé de laisser transparaître quoi que ce soit. Je sentais que j'avais fait le tour du service au restaurant, il était peut-être temps de passer encore à autre chose, alors j'ai accepté sa proposition, cela me changerait de ma routine. L'idée de travailler toute la nuit m'enchantait plus que tout, je n'aurais plus le temps de penser, de réfléchir ou de remettre en permanence ma vie en question.

Il n'y a pas de hasard dans les rencontres, c'est ce que m'a appris cet homme.

La porte du club était en bois rouge, avec une petite fenêtre qui laissait entrevoir les clients attendant à l'extérieur. Dans l'entrée, il y avait le vestiaire, avec une grille de protection séparant l'employé du client. En principe, tous les cintres étaient systématiquement pris. À l'intérieur, le carrelage était beige, et les murs, noir et rouge. Pour accéder au bar, dans le salon principal, il fallait descendre des escaliers recouverts de velours rouge et, en un rien de temps, le monde, la réalité, n'existaient plus. On trouvait alors des chaises décorées de tapisseries vieillies, des petites tables rondes en bois, avec une bougie posée au centre pour créer une ambiance tamisée. Les clients s'asseyaient là pour boire un verre, discuter ou faire l'amour. Le bar, en bois lui aussi, se trouvait sur la droite. Il était orné d'un miroir ancien à l'encadrement doré, des bougies rouges l'éclairaient. J'allais prendre possession de ce lieu : le souvenir de mes expériences passées me revenait, j'allais découvrir comment d'autres personnes pouvaient vivre l'affront physique demandé par le sadomasochisme. Toutefois, je ne connaissais pas la raison de leur quête, car tout le monde n'a pas vécu d'agression sexuelle, et n'est pas forcément dans un besoin de guérison.

Chaque pièce de ce club avait un thème particulier. Sous les alcôves en pierre, je pouvais distinguer une salle très sombre, presque plongée entièrement dans le noir, au milieu de laquelle trônait une balançoire en cuir agrémentée d'attaches et de chaînes en métal, un seul siège était posé sur le sol. Les curieux qui s'aventuraient ici s'attachaient, se balançaient, pratiquaient des activités sexuelles rocambolesques. En remontant, on découvrait un espace un peu plus éclairé, avec du carrelage blanc au mur et une table obstétrique au centre. Un drap médical la recouvrait. Je pouvais aisément imaginer les jeux auxquels on pouvait s'adonner ici. La salle en contrebas était la plus habitée ; au mur, une croix de Saint-André était accrochée, contre laquelle les gens se fouettaient aussi fort que possible. J'entendais des cris, des hurlements de plaisir et de douleur. J'adorais cette ambiance et ces sons, ils résonnaient en moi comme une musique apaisante. Je me retrouvais alors dans ce lieu empreint de liberté, de respect et de découvertes sexuelles. C'était comme si, étrangement, j'étais à la bonne place au bon moment, avec des gens dont le mode de vie me parlait.

Les gens qui venaient ici cherchaient à explorer les sensations ultimes de leur corps et de leur esprit. Ils étaient vêtus de cuir, de vinyle, c'était le défilé de mode tous les soirs.

Mon premier jour s'est déroulé tranquillement. Je suis arrivée au club à 22 heures, le patron était déjà sur place et m'a expliqué la nature de mon travail. Mes tenues devaient être semblables à celles de la clientèle pour que je puisse me fondre dans le décor : des robes découvrant légèrement ma poitrine, des combinaisons en vinyle dignes d'un film de science-fiction, des hauts talons. Ainsi, je pouvais passer inaperçu et m'inventer n'importe quelle personnalité. J'étais libre.

J'existais pleinement. Même si je servais des verres, les clients, hommes ou femmes, aimaient me parler, pas de leur vie mais de leurs plaisirs, de leur quête de satisfaction. Évidemment, on retrouvait le fameux jeu de rôle du dominateur et du soumis, chacun avait son code vestimentaire, sa façon de parler ou de se taire. Des femmes et des hommes avec des menottes accrochées à leurs poignets, vêtus de cuir, de vinyle ou nus, accroupis sur le sol, attendaient que leur maîtresse ou leur maître donne un ordre. D'autres déambulaient dans les couloirs, cherchant des partenaires de jeu. On pouvait croiser des personnalités publiques, des producteurs de musique aux attentes puantes, qui souhaitaient que j'assiste à la soumission de leur femme, des figures littéraires qui adoraient regarder les différentes scènes sadomasochistes, de grands patrons de société qui n'attendaient qu'une chose, se faire fouetter le dos jusqu'à saigner. Ils devaient avoir besoin de sortir de leur zone de confort, de leur autorité, et de se sentir comme des moins-que-rien, cela devait sûrement les réconforter. Une autre partie de la clientèle était plus anonyme, mais cela n'avait pas d'importance car, ici, tout le monde était au même niveau, toutes les envies étaient égales. Ici, tous les fantasmes les plus fantasques étaient possibles, dans le respect et avec le consentement d'autrui.

Je me situais pour ma part de l'autre côté, j'étais la spectatrice de leur fête et plus actrice de la mienne. Je pouvais assister à des scènes dignes de films oniriques, accompagnées de leurs cris, de leur jouissance corporelle et cérébrale. Ils voulaient avoir mal et faire mal, plus l'acte les pénétrait, plus ils se libéraient du poids de leur existence. À chaque fois que je prenais place derrière ce magnifique bar, j'avais la chance de pouvoir assister à une pièce de théâtre : il y avait les acteurs qui tenaient parfaitement leur rôle de dominant ou de soumis, et moi qui les abreuvais à chaque fois qu'ils avaient terminé leur marathon expérimental. Je me sentais honorée, j'avais même parfois le privilège d'être leur confidente. Je regardais les scènes devant moi, guettant la réaction des protagonistes qui fouettaient ou se faisaient fouetter, comme si je me retrouvais en chacun d'eux.

Si je n'étais pas au bar, je devais nettoyer leurs déchets, ranger les fouets prêtés par le bar, jeter leurs préservatifs. Il fallait que cet endroit soit propre pour qu'ils puissent le salir de tous leurs vices. Ça n'était pas ce que je préférais, mais je gagnais très bien ma vie. Si j'osais accepter de fouetter une soumise ou un soumis, j'étais sûre d'avoir en plus de ma paye des centaines d'euros de pourboire, alors je le faisais, et cela m'amusait beaucoup, d'ailleurs.

Au bout de quelques mois, voyant que je donnais du cœur à l'ouvrage dans mon travail, le patron m'a proposé d'organiser des soirées, au cours desquelles je serais la maîtresse de cérémonie. Il disait que je pouvais devenir la prêtresse des nuits parisiennes sadomasochistes. Ses phrases ont fait écho en moi ; je n'avais pas besoin de me guérir moi, mais peut-être que je pouvais aider les autres. Jusqu'à présent, je ne m'étais jamais sentie prêtresse de quoi que ce soit, je voulais moi aussi explorer l'autre côté. J'avais besoin de comprendre ce qu'une dominatrice pouvait ressentir en venant ici, cette femme qui contrôle les envies consenties d'un soumis. Elle est forte, elle sait ce qu'elle veut et ce qu'elle ne veut pas, c'est une matriarche respectée et adulée qui s'assure du bon déroulement des séances. C'est grâce à elle que le voyage cérébral, psychologique et corporel de l'autre est possible.

Dans les situations de domination, le respect de l'un comme de l'autre est primordial, sinon cela amène à des dérives qui sortent totalement du sadomasochisme. Il ne s'agit pas de faire du mal gratuitement, de détruire une personne et de la faire souffrir en la laissant sur le bord de la route. Il s'agit d'accompagner, de créer et de rompre des liens. Tout est une question de communication.

Pour ma part, j'ai exploré les deux faces de cette pratique : l'une m'a aidée à poser des mots sur mon mal-être, l'autre m'a aidée à prendre conscience que j'existais et que je pouvais être écoutée, faire des choix et être respectée pour ce que je suis. En plus de guérir, j'ai pris beaucoup de plaisir.

Personne ne me connaissait sous le prénom de Floriane, je me faisais appeler autrement afin de garder un certain anonymat et de différencier ma vie au sein de ce club de ma vie familiale, amicale et personnelle.

J'ai donc organisé des soirées privées une fois par mois. Aujourd'hui, ces soirées existent toujours et sont animées par d'autres femmes.

Lors de ces nuits agitées, les hommes et les femmes venaient pour se faire humilier, molester. Ils avaient tous des accessoires propres à leurs envies et à leur besoin du moment. Et, très important, la soumission était voulue, désirée et même recherchée.

Je choisissais les musiques qui me transportaient dans des délires particuliers, je pouvais mettre du Lana Del Rey comme du Marylin Manson, tout dépendait de mon humeur et du jeu que j'allais mettre en place. J'avais instauré un mot de sécurité, « rose », pour que les participants signalent si nous allions trop loin pour eux. Très peu l'ont utilisé.

Durant ces soirées, je me présentais comme la maîtresse qui choisirait pour chacun ce qu'il allait endurer. Je mettais tous les participants dans le salon, à quatre pattes, les fesses nues, et je leur demandais d'aboyer comme des chiens errants. Une fois qu'ils avaient obéi à mes ordres, j'invitais les dominatrices du club à s'emparer de leur corps et à leur faire vivre ce qu'elles voulaient, ce pourquoi ils étaient là : des claques, des fessées, des humiliations, absolument tout. Tous ces hommes et ces femmes n'étaient vêtus que de leur désir de se voir vivre dans le regard des autres. Entre domination et soumission, électrocution et balançoire, pénétrations en tout genre et intensité, ils étaient vivants.

Pendant ce temps-là, j'étais de l'autre côté. Au cours de mes expériences passées, j'avais souvent été à leur place. À présent, je les regardais pratiquer, et ça me faisait un bien fou. Je ne me vengeais pas de mon ancienne vie, j'étais juste là pour explorer. J'observais tout, les corps marqués par les lanières des fouets, les hommes seuls qui attendaient que quelqu'un les remarque, les femmes qui jouissaient à tremper le sol. Et puis, moi, je servais les verres. J'aimais faire la fête, danser, chanter, bouger mes bras et mes jambes jusqu'à sentir ma respiration se faire plus difficile. Dans ce lieu si particulier, tout était secret, rien ne pouvait sortir, nous étions des employés discrets et nous avions le devoir de ne rien divulguer à propos des personnes publiques qui venaient se défouler. Pour certains, il y a le confessionnal ; pour d'autres, les clubs libertins sadomasochistes. À chacun son plaisir et sa méthode.

Le patron buvait énormément, mais me disait que c'était de l'alcool mondain. Certaines femmes ne venaient que pour avoir la chance d'être prises entre ses mains et, lorsque c'était le cas, tout le monde devait s'asseoir dans le salon commun pour regarder la scène, comme à la projection d'un film somptueux. Les mouvements des fouets et du plaisir faisaient valser les corps, la musique était choisie pour que les acteurs et les spectateurs puissent être envoûtés, enveloppés hors du temps. Les femmes élues pour une soirée se sentaient importantes et vivantes. Elles ressortaient du club la tête dans les nuages, émerveillées par ce qu'elles pouvaient vivre dans ce lieu marginal.

Ces soirées ont duré une année, jusqu'à ce que je voie la déchéance humaine reprendre sa place. En effet, il n'y avait pas que des personnes en quête de plaisir, il y avait aussi de vrais pervers et perverses qui me dérangeaient, car ils étaient trop malsains, même si, pour certains, ce lieu était lui-même malsain.

Après un an, j'avais fait le tour, j'avais vu ce que j'avais besoin de voir. Je ne voulais plus entendre parler de sadomasochisme ni être en contact avec des personnes qui le pratiquaient ; ma quête était terminée, je n'avais plus besoin de tout ça.

J'ai quitté le club, la fin de soirée avait sonné et je suis passée à autre chose. À quelque chose de moins sombre, de moins dur.

Clap de fin. Je devais dire adieu à tout ce que j'avais construit, à toutes les personnes croisées sur mon chemin. J'avais une sensation étrange et nouvelle, inconnue. J'ai rangé mes vieux démons au fond de ma mémoire, j'ai jeté mes vêtements de nuit à la poubelle, j'ai mis fin à tout mon processus de guérison car il avait fonctionné, je ne voulais plus jamais qu'il refasse surface.

Même si la vie est parfois difficile, il y a ces moments de libération mentale, qui remettent les compteurs à zéro et annihilent la peine et le désespoir.

La carte de mon corps

Au fil du temps, parallèlement à mes boulots alimentaires et à ma recherche existentielle, je redonnais vie à mon corps, je réveillais mon vagin, mes orgasmes. J'ai longtemps considéré mon enveloppe corporelle comme étant juste de la chair vivante. Il fallait, en dépit de la violence vécue, que j'aille explorer d'autres parcelles de la sexualité.

Lorsque je fréquentais des hommes, et ce pendant longtemps, c'était uniquement pour essayer de ressentir quelque chose, de découvrir cette notion si subjective du plaisir. Je n'avais pas d'amoureux, uniquement des amants. Ils étaient tous de passage, tous différents les uns des autres. Je voulais apprendre à utiliser mon corps. Chaque semaine, je couchais avec un nouvel homme ou une nouvelle femme, sans suite, sans rien après. Je prenais du bon temps, parfois inutile, parfois insipide mais, au moins, j'essayais quelque chose de nouveau, quelque chose de difficile de prime abord pour moi. Il m'a fallu du temps pour me réapproprier ma propre personne. Mon corps, ma peau, ma respiration étaient en pleine résurrection. La force que j'avais de vouloir me réparer était tellement intense, j'étais passée par le pire, la vie ne m'avait pas fait de cadeau, mais j'avais décidé de m'en faire un : j'allais m'offrir la tranquillité.

Plus jeune, j'avais déjà expérimenté la sexualité avec une copine dans les toilettes de l'école primaire, nous nous y retrouvions pour ressentir du plaisir, nous étions jeunes mais nous avions envie d'apprendre. En grandissant, mon corps est devenu ma zone de test. J'aimais ce que je faisais, j'aimais ce que je découvrais. Mon drame pédophile m'avait détruite mentalement, mais mon corps me demandait de le faire vivre, de le faire respirer.

Cette mappemonde corporelle est comme une carte où tout se relie : le drame de mon enfance, l'agression sexuelle de mes 19 ans, mes différentes échappatoires, mes attraits pour tout ce qui pouvait ne plus faire partie de ma vie. Chacune de ces routes conduisait au même endroit : mon cerveau.

Lorsque je travaillais dans le magasin érotique évoqué plus tôt, j'ai rencontré Cat, une jeune femme qui tenait un bar dans le quartier du Marais, et tout a changé. Elle était belle, son visage portait les marques de sa vie. Elle avait dix ans de plus que moi et j'étais charmée par ce qu'elle dégageait. J'allais m'asseoir à la terrasse de son café tous les matins, j'aimais lui parler, la regarder, la sentir proche de moi. Un soir, alors que je m'apprêtais à boire un verre tranquillement avec mes amies, je l'ai vue, debout, adossée à la porte de l'immeuble à côté du bar, en train de pleurer. Je me suis approchée d'elle, je lui ai demandé ce qui se passait. Alors qu'elle continuait à pleurer, elle m'a raconté que sa compagne l'avait trompée chez elle, dans son lit, avec un homme. Elle était dévastée, j'avais envie de la prendre dans mes bras et de lui dire que la situation allait sûrement s'arranger, que je ne comprenais qu'à moitié son désespoir émotionnel, mais que j'étais là si elle en avait besoin. Son regard était si triste et si désemparé, elle ne comprenait pas comment sa vie amoureuse avait pu être détruite si injustement. C'est à ce moment-là que notre relation s'est transformée en quelque chose de joli. Nous nous voyions tous les jours, nous riions ensemble, nous partagions des moments que personne d'autre ne pouvait comprendre. Nous étions juste toutes les deux, sur un nuage.

Nous nous sommes vues un soir, nous avons pris une chambre dans un hôtel à une rue de son bar. Au début, nous avons beaucoup discuté, entre femmes, de nos peines, de nos joies, de nos envies futures pour nos vies non communes. Je vivais ces moments uniques et si rares à ses côtés. C'était une femme qui, par son vécu, a tout changé en moi. On s'est embrassées, tendrement et, pour la première fois, j'ai senti mon cœur battre, comme s'il allait lâcher et exploser. Tout en elle me faisait vibrer, sa voix, son corps, son esprit, tout. Avec elle, j'ai découvert une nouvelle partie de ma sexualité mais, surtout, au fil de notre relation, j'ai découvert que je pouvais tomber follement amoureuse de quelqu'un. Je n'étais pas totalement guérie de mon passé, j'avais encore des craintes, des peurs qui brouillaient ma vision du couple et de l'amour. Ce moment à l'hôtel a réparé une plaie longtemps laissée ouverte.

Nous sommes restées quelques mois ensemble, à vivre notre idylle compliquée, torturée, car nous l'étions nous-mêmes, mais il y a des chemins qui se croisent dans la vie pour des raisons précises. Sans le savoir, elle a réussi à me faire appréhender l'idée que je pouvais aimer, vivre une histoire normale, à mon image. Nous passions notre temps libre ensemble, elle pensait beaucoup à son ex-compagne, faire cicatriser cette plaie semblait difficile, mais les heures que nous passions ensemble suffisaient à nous faire du bien, à nous faire sentir que nous servions encore à quelque chose dans ce monde. Nous nous sommes séparées au bout de neuf mois. Plus de message, plus d'appel, plus de « tu comptes pour moi » du jour au lendemain. Ce qui était violent n'était pas la séparation, mais le vide qu'elle créait. Je devais continuer ma vie sans elle, c'était comme ça, c'était écrit. Et puis, j'étais encore dans ma reconstruction, me donner corps et âme à quelqu'un paraissait encore compromis.

Par la suite, j'ai rencontré plusieurs autres femmes avec qui j'ai vécu de belles histoires d'amour, si courtes fussent-elles. Ces relations n'étaient plus centrées sur la sexualité, mais sur les sentiments et les émotions. À chaque fois, nous nous croisions pour finalement nous séparer car plus rien ne nous liait. Petit à petit, je remontais à la surface, je ne me sentais plus étouffée par l'enfer que j'avais vécu, j'étais presque bien. Je filais droit vers ma guérison et l'apaisement de mes pensées. Ma vie n'était plus dictée par mes sales expériences, au contraire, je pouvais, à mon grand étonnement, recommencer à sourire et laisser derrière moi tous mes soucis, tous mes attraits morbides.

J'ai compris que mon corps était la carte de mon bonheur et que je devais choisir la destination, la route du plaisir. Je me considère comme tellement courageuse, jamais je ne me suis fiée au jugement des autres, jamais je n'ai écouté leurs conseils sur comment aller mieux, comment aller bien.

Il fallait que tout vienne de moi. Ma vie devenait de plus en plus intéressante, et peut-être que, finalement, moi aussi. J'ai décidé que je ne parlerais plus jamais de ce que j'avais expérimenté avec mon corps ou dans le sadomasochisme, devoir tout expliquer plusieurs fois n'était pas fait pour mon cerveau.

J'assume absolument tout ce que j'ai fait, je suis fière d'avoir pu ressusciter mon corps, d'avoir pu ressusciter tout court.

J'entrevoyais enfin un avenir plus radieux, j'avais caché au fond de ma mémoire les horreurs de mon passé, il ne fallait pas y repenser car je ne voulais pas retomber. Ça fait mal, de se casser la figure sur du verre pilé, c'est dégueulasse, de ravaler son vomi, c'est ignoble, de manger de la pourriture, eh bien, c'était pareil pour mon passé, je ne devais plus y toucher.

Au lieu de faire le tour du monde, je faisais le tour de moi-même. J'étais animée d'une rage de vivre, d'une rage de me battre. Je m'adoucissais, mon comportement changeait, la nouvelle Floriane se montrait. Et, pour la première fois de ma vie, quand je me levais le matin, j'avais un objectif, une joie, une motivation pour exister. Ma nouvelle vie commençait. Mes émotions restaient, et sont toujours, en équilibre sur un fil, mais c'était ma fatalité. Il n'y a pas de bonne façon de guérir d'un choc émotionnel, personne n'a le mode d'emploi mais, un jour, le cœur se réveille et bat à nouveau dans cette jolie vie.

Je ne me suis jamais attribué d'étiquette sexuelle, les amantes et amants étaient occasionnels, je n'avais pas envie de me définir comme bisexuelle, lesbienne ou hétéro. Ma vie amoureuse dépendait des personnes que j'avais en face de moi et de l'intérêt qu'elles suscitaient chez moi. Ces différentes étiquettes n'ont jamais existé, moi, oui.

Le plus important est que, grâce à ces femmes, j'étais capable d'aimer et de me sentir vivante aux yeux de quelqu'un, même si toutes ces histoires d'amour n'ont pas duré. J'ai pu reprendre mon souffle et porter mon énergie vitale vers ce qui était important : ma vie.

Quand la joie s'installe

La signification du mot « joie » a longtemps été floue pour moi, jusqu'à ce que je reprenne confiance en moi et en mon désir de vivre. Avant, c'était juste un mot dans le dictionnaire. Et puis, c'est devenu une réalité.

Après quelques années de débauche et d'introspection dans mon studio du 16e arrondissement, un changement allait se produire de façon imminente. J'avais vécu tout ce qu'il était possible de vivre, j'avais encaissé tout ce que le corps et l'esprit pouvaient encaisser, j'avais écumé les petits boulots, il était temps d'évoluer.

J'aimais bien mon quartier, il était agréable et reposant ; si je voulais aller dans des endroits plus animés, il suffisait de prendre le bus. Mes amis s'évaporaient au fur et à mesure de mes choix, des changements, de mes mouvements. Paris ne devenait progressivement qu'un simple souvenir, je n'y étais plus à ma place, je ne pouvais plus m'y épanouir. Les tentations de cette ville m'avaient servi quelques années, mais il était grand temps de me laisser une chance ailleurs. Je rêvais d'un nouveau départ. De partir loin.

Il suffit parfois de tout plaquer pour s'offrir une chance d'être heureux. C'est peut-être ça, d'ailleurs, la clé du bonheur.

Tout plaquer comme si rien n'avait existé, se réinventer, mourir pour laisser naître une nouvelle réalité plus belle, plus lumineuse.

J'ai donc pris la carte de France et, au hasard, j'ai pointé du doigt ma future destination : le Sud-Ouest. Je n'étais jamais allée dans cette région, mais elle résonnait bien en moi, par rapport à ma nouvelle envie de changement. L'idée s'est alors installée dans ma tête en quelques jours et je n'avais qu'une obsession, réussir mon départ.

À cette période, en 2016, mes idées noires, mon comportement particulier, ma difficulté à communiquer avaient disparu à tout jamais, du moins c'est ce que je souhaitais. Je me sentais légère, comme un oiseau qui virevolte d'un lieu à l'autre en un simple battement d'ailes. Mon existence n'était plus figée, j'étais libre.

J'ai annoncé mon déménagement précipité à mes parents, qui ont tout de suite compris mon choix et m'ont encouragée dans ce sens. Même s'ils n'étaient au courant que de la moitié de ma vie, ils savaient que c'était la meilleure solution pour que je grandisse et que je vive enfin une vie normale.

En décembre, j'ai pris le train pour visiter mon nouveau lieu de vie, ma nouvelle destination. Je devais me rendre compte du chemin parcouru, de ma guérison, d'absolument tout ce qui avait fait que j'en étais arrivée à ce point positif de non-retour. J'allais atterrir dans une ville où personne ne me connaissait, où personne ne pouvait me juger ou avoir une quelconque opinion néfaste à mon sujet, car j'étais vierge de tout dossier sur ma personne et mon passé. Le double

« je », les vices et les expériences n'existaient plus, comme l'ancienne Floriane. Tout avait disparu. Mon quotidien n'était plus l'enfer, mais un beau voyage pour réapprendre à vivre. Est-ce que je pourrais évoluer différemment dans une autre ville ? Est-ce que les nouvelles personnes qui feraient partie de mon cercle pourraient comprendre, sans que je leur explique mon passé, certaines de mes réactions ? Est-ce qu'elles resteraient près de moi si un jour j'osais reparler de ce que j'avais vécu ? Je voulais juste tout oublier et ne plus censurer mon esprit, il fallait que je mette de la lumière et de la nouveauté dans mon existence. J'avais grand espoir que les choses changent si personne ne me connaissait dans cette ville, alors peut-être que je pourrais vivre en étant heureuse et en réduisant au silence mon moi intérieur.

Préparer mes sacs et mes cartons pour ce déménagement représentait beaucoup pour moi. Ce n'était pas juste une nouvelle vie. Je reprenais le contrôle, j'avais à nouveau confiance en mes décisions et en mes envies.

Ma nouvelle vie

C'est là-bas que j'ai rencontré l'homme qui partage aujourd'hui ma vie. Serge.

Il habitait dans les Landes et moi dans le Pays Basque, alors nous nous sommes rapidement installés chez lui, ensemble. Notre rencontre n'est en rien le fruit d'un hasard. Elle est encore moins anodine. Certains de nos chocs émotionnels nous avaient tous deux réduits au silence. Il y a des destins qui se croisent et d'autres qui se mêlent. Nous devions nous construire avec ce que la vie nous avait fait traverser, nous avions ce besoin d'avancer ensemble, main dans la main, nous étions notre propre refuge. Quand je regarde cet homme, je vois la représentation la plus totale de ce que l'amour signifiait avant tout ce massacre. Il m'a redonné goût aux sentiments, à la confiance en l'autre et en l'homme. C'est en quelque sorte l'élu parmi les sept milliards d'humains de cette terre. Chacun avait eu, et a toujours, je pense, ses traumatismes, chacun avait porté ses fardeaux, mais ce qui comptait était que nous réussissions à avoir notre vie rêvée. Moi, je vivais avec l'horreur des actes du monstre, lui, il vivait avec l'absence de ses proches disparus.

Je savais que je pouvais tout lui dire et, comme je n'aimais pas avoir cette épée Damoclès au-dessus de la tête, ce passé sombre qui pouvait un jour refaire surface ou être raconté par une autre personne que moi, je lui ai tout dit. Absolument tout. Ce n'est pas un homme qui parle facilement, son silence a suffi à me faire comprendre que tout allait bien se passer, son regard m'a confortée dans mon choix amoureux. C'était lui et personne d'autre.

Nous étions deux personnes échouées sur cette Terre pour vivre et survivre face à des événements tragiques. Serge a perdu son père lorsqu'il était plus jeune, et son meilleur ami Bébert est décédé au Bataclan lors de la tuerie du 13 novembre 2015. Il y a des destins que l'on ne contrôle pas, que l'on ne comprend pas, mais cette douleur, lorsqu'il relate ses souvenirs avec son meilleur ami, je peux la ressentir. Par pudeur et par respect, je ne parlerai pas en son nom et ne donnerai pas ici plus de détails sur ses tragédies.

Avec lui, je pouvais tout rebâtir pour de bon.

En deux ans, j'ai réussi à me construire un réseau amical sain et à reprendre l'écriture. Je n'étais plus déchirée. Je respirais de nouveau, à mon rythme. Nous nous étions sauvés. Tous les moments que nous passions ensemble étaient emplis d'amour, plus rien n'avait d'importance, sauf une chose, continuer de s'aimer.

Cet homme est aujourd'hui la lumière qui a éclairci le néant de mon existence, il est la main tendue qui m'a inconsciemment fait remonter à la surface. Il n'est pas mon médecin ou mon guérisseur, il est ce que je cherchais depuis que j'ai été en âge de réfléchir : la lueur étincelante qui mettrait la noirceur de mon cerveau aux oubliettes.

Faire l'amour n'était plus une quête d'expérience, mais de plaisir, dans le respect et la douceur. Je ne lui ai jamais fait payer les erreurs des autres connards, le simple fait de lui avoir confié mon passé suffisait à libérer mon cœur.

Pouvoir partager ma vie et mes envies était le plus beau des cadeaux. Chaque jour qui passe, je remercie la vie de l'avoir mis sur mon chemin. C'est un de ces hommes dotés d'une force inestimable. Comme un guerrier discret, il avance et ne laisse rien transparaître. Nous sommes unis par l'amour et par notre rage de vivre. Nous nous élevons ensemble vers un avenir radieux, vers quelque chose de beau. Je souhaite à toutes les personnes meurtries d'avoir la chance, un jour, de rencontrer un être qui changera à tout jamais leur perception de l'amour, du désir et de la vie commune.

Même si j'étais l'élue de l'univers au niveau du passé catastrophique, je le remercie de me m'avoir offert Serge. Ce n'est pas toujours rose mais, au moins, on est ensemble et on s'aime. À deux, on est invincible, à deux, on est fort et, surtout, on réussit à faire oublier le passé à l'autre.

Ma confession

Un soir, avec Serge, après notre journée de travail et une fois notre fils au lit, nous avons eu envie de rire un petit peu et de passer un moment léger devant la télé. Nous avons lancé le film *Mauvaises herbes* de Kheiron. Dès les premières images, j'ai compris que le visionnage allait être compliqué, que quelque chose allait plomber l'ambiance comique à laquelle je m'étais préparée. Le film mêle tragiquement survie, rire et flash-back sordides. Une scène m'a plus que bouleversée, anéantie, même, durant les quatre jours qui ont suivi. On y voyait un petit garçon s'approcher du directeur de l'orphelinat où il vivait. Le directeur en question baisse son pantalon pour faire subir à l'enfant l'acte irréparable. J'ai eu envie de vomir, mes larmes ne cessaient plus de couler. Par la suite, un ami de ce petit garçon le cherche et le trouve pendu dans la salle où tout s'est passé. Je ne pouvais m'empêcher de repenser à ma vie. Impossible de m'arrêter de pleurer. Ma mémoire avait tout relâché.

Serge essayait de me rassurer en me disant que ce n'était qu'un film mais, non, ce n'était pas que ça. Il savait ce que j'avais vécu car je m'étais ouverte à lui. Ce film reflétait la triste réalité.

J'étais passée par ces mêmes envies irascibles d'en finir avec la vie, d'en terminer avec toute cette souffrance ; voir ce petit garçon, ses petits pieds pendus, a fait écho en moi. Mon cerveau a disjoncté pendant quelques heures. Je sais comment il est impossible pour un enfant de gérer ce genre d'explosion.

Je sais que, dans ce monde, un petit garçon ou une petite fille essaye aussi, en ce moment, d'en terminer avec sa vie pour les mêmes raisons. J'aimerais lui dire qu'il pourra, avec du temps, se reconstruire, malgré son passé et ce qu'il a subi. J'aimerais lui dire que ce ne sera pas facile et que, peut-être, il ne sera pas entendu, mais que ce qu'il a vécu est vrai. Je voudrais qu'il sache, cet enfant, que même si son enfance est détruite il peut encore bâtir son avenir à son image, comme il le peut. Que son existence a été entachée, que je le comprends, mais qu'il existe sans doute dans ce monde un petit quelque chose qui l'aidera à respirer, à vivre et à ne plus être dans une survie constante. Il y a de jolies vies, et il y a nous, ces enfants du néant. Mais un jour, les choses peuvent changer, et en bien.

J'ai voulu effectuer des recherches sur le nombre exact des victimes de violences pédophiles, mais ces données sont inaccessibles, comme si le tabou persistait. C'est triste et injuste.

Il y a une faille dans le système judiciaire à ce sujet, il y a encore des non-dits qui, malheureusement, peuvent brimer des familles, des enfants. Si un petit garçon ou une petite fille dit qu'une grande personne lui a fait du mal, il faut le croire sans avoir un seul soupçon. À ces âges-là, il est rare que l'on invente.

Si quelqu'un me lit, j'aimerais lui demander de faire naître des lieux de refuge pour ces enfants du néant, qu'ils ne soient pas uniquement suivis psychologiquement et médicalement, mais que ces futurs refuges leur permettent de s'exprimer, traditionnellement ou artistiquement, par le dessin, la peinture, la musique. Que ces lieux entraînent leur guérison, qu'ils soient avec d'autres enfants qui les croient et avec des adultes bienveillants, qu'ils puissent avoir le choix entre être suivis par une femme et par un homme, que les adultes ne leur imposent plus ce qu'ils pensent être le mieux pour eux et qu'ils soient enfin écoutés.

Si j'ai écrit ce livre, c'est pour dénoncer ce qui m'est arrivé, c'est aussi pour permettre d'ouvrir les yeux sur une réalité morbide, celle de la pédocriminalité. Cette réalité existe et elle saccage les vies des victimes.

Ce livre est un témoignage, il reflète ma réalité et comment j'ai réussi à m'en sortir, même si je garderai des séquelles à vie.

Notre corps nous appartient, notre esprit nous appartient, nos émotions nous appartiennent et personne n'a le droit de voler notre liberté.

Lettre à mon fils

Jamais je n'avais imaginé devenir un jour mère. Ma peur qu'il arrive quelque chose à cet être innocent me hantait et me dissuadait de donner naissance. Je craignais aussi que mon corps ne puisse pas encaisser la sortie d'un nouveau-né. Et puis, que se passerait-il si c'était une fille ? Comment allais-je être capable de protéger cette enfant pour que rien ne lui arrive, comme ce qu'il m'est arrivé ? La réflexion allait au-delà de la simple descendance. Il fallait qu'un déclic ait lieu dans mon esprit pour que ces craintes disparaissent. Mais au fur et à mesure des mois et des années de relation, l'évidence de construire notre famille a fait sa place.

Depuis la naissance de Tom, c'est comme si ce que j'avais vécu était mort, je n'ai plus ce besoin d'y repenser tous les jours. Il a réveillé quelque chose de nouveau en moi, des émotions que je ne connaissais pas, que je ne soupçonnais pas. Le passé n'a plus d'importance, car j'ai donné vie à ma chair, à mon sang, à un petit être innocent qui ne demande qu'à découvrir le monde avec les yeux et la pureté d'un enfant. Je le protégerai jusqu'à mon dernier souffle.

J'ai de nombreux réflexes pour éviter à notre fils de vivre un drame émotionnel, comme ne pas le laisser jouer avec des adultes sauf si je suis présente et que j'ai une confiance absolue en la personne, ou ne pas lui demander de faire un bisou pour dire bonjour à mes amis, car le bisou est déjà une contrainte pour un enfant qui ne souhaite pas déposer sa bouche sur la joue d'un inconnu, et le respect commence à mes yeux par là. Au début de notre éducation, nous avions pensé que mettre Tom dans une petite structure scolaire serait la meilleure issue pour lui mais, au fil des mois, nous nous sommes rendu compte que sa vie de petit garçon allait être trop différente de celle des autres enfants de son âge, et qu'une petite école n'était pas gage de qualité et de sécurité. Nous avons donc choisi de le laisser vivre son enfance comme tout autre petit garçon, sans porter mes peurs sur lui.

Mes peurs ne s'estomperont jamais, c'est peut-être grâce à elles que Tom ne vivra rien de sale.

Si un jour il lit ce livre qui, je pense, le chamboulera, car je voudrais qu'il n'ait aucun soupçon à propos de mon passé, j'aimerais lui dédier cette lettre. Même si un enfant ne doit pas tout savoir pour être préservé, il est important que le mien puisse lire un jour ces mots. Qu'il puisse comprendre mes choix concernant son enfance.

À toi, mon fils,

Tu es la plus belle chose qui m'ait été offerte dans la vie, tu es le rayon de soleil qui réchauffe mon cœur. Lorsque je te regarde, je vois tout le bel avenir que tu as devant toi. Sache que, parfois, dans ce monde, il se produira des choses avec lesquelles tu ne seras pas en accord, peut-être que tes propres choix ne seront pas au goût de tout le monde, mais je t'en supplie, mon fils, fais exactement ce qui te semble juste pour construire ta vie et marcher vers le bonheur, tant que cela reste dans le respect et la bienveillance. Protège ton cœur, ton corps, ils t'appartiennent et personne ne doit t'en déposséder. Je veux aussi que tu saches que je ne souffre plus et que je suis réparée, que ce que j'ai vécu ne doit pas t'atteindre, car c'est du passé.

Si, la nuit, tu ne parviens pas à trouver le sommeil, prends un papier et un stylo et écris tout ce qui te passe par la tête, essaye de ne rien garder en toi pour ne pas devoir vivre avec une rancœur et une souffrance inutiles à ta joie. Sache que ton père et moi serons toujours là, toujours à tes côtés et, quand nous nous envolerons vers le ciel, nous serons les étoiles qui te guideront et te chériront. Nous t'aimons plus que tout.

Ta maman

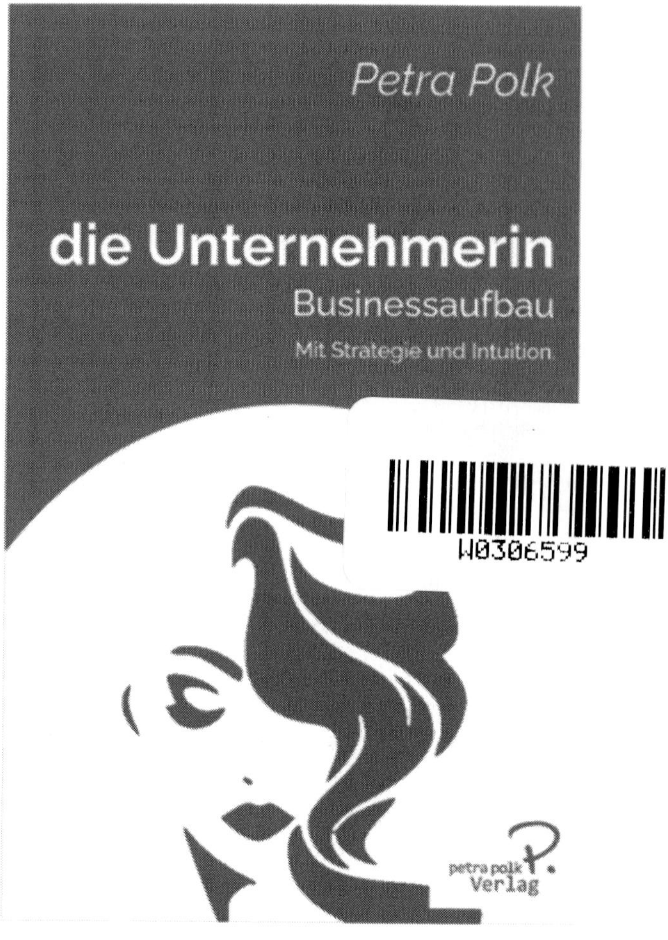

Co-Autorinnen

Sylvia Annett Bräuning, Monika Färber, Franziska Förster, Christine Haider, Eva Laspas, Julia Loder, Birgit Lütkehölter, Corina Puskaric, Sabine Sobotka, Sabrina Ünal

In ihrem Buch „die Unternehmerin – Businessaufbau. Mit Strategie und Intuition“ bringt Petra Polk den Aufbau und Ausbau des eigenen Business auf den Punkt. Kurz, aber fundiert zeigt sie anhand ihrer eigenen Erfahrungen aus dem Aufbau ihrer Personen- und Unternehmensmarke, wie es Frauen gelingt, mit selbstständiger Arbeit genau das Leben zu leben, von dem sie träumen.

„Das muss nicht die Million auf dem Konto sein, wichtig ist, dass du glücklich und erfüllt bist“, sagt die Autorin, die seit nunmehr 21 Jahren mit ihren Unternehmen auf dem Markt ist. „Ich habe nicht immer so gedacht, sondern bin erst in den letzten Jahren durch meine Persönlichkeitsentwicklung zu diesem Punkt gekommen.“

Damit auch du glücklich und erfüllt dein Leben führen kannst, braucht es ein maßgeschneidertes Businesskonzept, das sich selbst und dich gut ernährt. Um das zu erreichen, braucht es Klarheit. Wie du zu dieser Klarheit für dein Business kommst, erfährst du in diesem Ratgeber, kurz und knackig – eben auf den Punkt gebracht.

Zusätzlich hat Petra Polk zehn Autorinnen eingeladen, mit ihrer Expertise einzelne Bereiche vertiefend darzustellen.

Petra Polk ist Mentorin, Speakerin, Bestsellerautorin und Verlegerin. Von namhaften Veranstaltern, Messen und Unternehmen wird sie für Keynotes und Vorträge gebucht.

Das Erfolg-Magazin hat sie 2019–2023 zur Expertin für Frauen und Erfolg als eine der Top 100 Trainerinnen & Influencer ausgezeichnet und als einen der 500 wichtigsten Köpfe der Erfolgswelt nominiert.

die Unternehmerin – Businessaufbau

Mit Strategie und Intuition.

Petra Polk

Co-Autorinnen:
Sylvia Annett Bräuning, Monika Färber, Franziska Förster, Christine Haider, Eva Laspas, Julia Loder, Birgit Lütkehölter, Corina Puskaric, Sabine Sobotka, Sabrina Ünal

Petra Polk Verlag, Kastellaun

Impressum:

ISBN 978-3-9824354-1-1 (Taschenbuch)
ISBN 978-3-9824354-2-8 (eBook)
ISBN 978-3-9824354-3-5 (Hardcover)

Petra Polk Verlag
Südstrasse 34
56288 Kastellaun
petrapolk.com
Telefon: +49 171 35 35 552

Covergestaltung, Layout innen: Antje Grube
Coverbild: canva

„Glaube an dich, wer sonst.“

Inhaltsverzeichnis

Von der Tellerwäscherin zur Unternehmerin

Im Laufe der Jahre habe ich vieles gesehen, ausprobiert, bin in „Fettnäpfchen" getreten und habe wieder weitergemacht. Krisen und Herausforderungen haben mich und meinen Erfahrungsschatz wachsen lassen. Heute teile ich diese Erfolgstipps mit meinen Mentees und hier mit dir.

Ich stamme aus einer wohlbehüteten Arbeiterfamilie aus Wittichenau, Sachsen, 60 km entfernt von Dresden. Den Traumstudienplatz bekam ich nicht, weil angeblich meine Stimme dafür nicht taugte. Aus dieser Enttäuschung entstand mein Motto „Aufgeben ist keine Option", das mich bis heute begleitet.

Also begann ich im Einzelhandel, das Einzige, was sich damals anbot, gründete zur gleichen Zeit meine Familie und bekam zwei Kinder. 1990 wurde ich eine der ersten Arbeitssuchenden nach der Währungsreform und legte daraufhin eine steile Karriere im Vertrieb einer männerdominierten Branche hin.

Dann hatte ich keinen Bock mehr. Mein Arbeitstag war zu straff organisiert, zusätzlich langweilte mich der Job. Alle sechs Wochen im Außendienst der Gewürzbranche zu den gleichen Kunden zu fahren, nachts die Buchhaltung für meinen Mann zu organisieren, das war mir zu wenig Inspiration. Deshalb bekam ich Lust, „mein eigenes Ding

zu machen“. Und da die Firma meines Mannes für Gastronomie und Großkücheneinrichtung damals bereits drei Jahre am Markt war, konnte sie unser Leben finanzieren.

Also kündigte ich 1998 den hoch bezahlten Vertriebsjob mit Dienstwagen und stolperte in meine erste Selbstständigkeit. Die Idee für mein erstes Business, ein Dienstleistungsunternehmen, kam aus dem Bedarf der Kunden meines Mannes: Geschirrverleih für Partys, mit der Besonderheit, das Geschirr schmutzig zurückzugeben.

Vom ersten Existenzgründerseminar gibt es ein Erinnerungsstück. Ein kleines grünes Büchlein „Der Weg zu dir selbst“ von Dr. Karin und Dr. Bernd Rasmussen. Es hinterließ dermaßen Eindruck, dass ich es aufhob und heute, 2023, erkenne: „Ja, die 25 Jahre Aufbau meines Unternehmens, gepaart mit allen privaten Ereignissen, waren der Weg zu mir selbst.“

Dieser Schritt war mutig, und mein Umfeld zeigte dafür kaum Verständnis. Das Wohl unserer Familie hing von den eigenen Betrieben ab. Und dann machte ich erstmal nachts nicht nur die Buchhaltung, sondern stand zusätzlich in der Spülküche.

Mach dein Ding und lass sie reden.

Ich begann mein Business mit nichts, hatte keine Visitenkarten und Webseite, weder Flyer noch Social-Media-Kanäle. Was ich aber hatte, waren Kontakte und Mund-zu-Mund-Propaganda. Und das hat funktioniert, nach dem

Motto: „Tue Gutes, rede darüber und freue dich über Empfehlungen.“

Ein Jahr später erweiterte ich den Partygeschirrverleih. Der Bedarf entstand aus der Nachfrage, wie so häufig bei mir. Meine Kunden fragten immer öfter danach, nicht nur das Geschirr zu mieten, sondern gleich das Essen auf den Tellern mitgeliefert zu bekommen. Das lag praktisch auf der Hand und brauchte kaum Vorbereitung. Denn kochen hatte ich sowohl von meiner Mama als auch in den acht Jahren im Gewürzvertrieb gelernt. Die Utensilien konnte ich vom Betrieb meines Mannes verwenden.

Meine erste Visitenkarte für den Partyservice konzeptionierte ich selbst und habe mir ein Exemplar aufgehoben. Sie ist farbig, was damals als Besonderheit galt, und der Slogan war so einprägsam, dass er mir immer noch gefällt: „Das Auge isst mit.“ Für die Ausfertigung beauftragte ich eine Druckerei.

Meine ersten Aufträge waren Familienfeiern, da wurde die typische Hausmannskost bestellt, von Buletten bis Hähnchenkeulen, Geschnetzeltes war damals schon was Besonderes. Allerdings war das nicht, was ich kochen wollte. Meine Idee waren exklusive Speisen und nicht so nullachtfünfzehn. Leider kamen dafür keine Anfragen. Heute weiß ich, warum. Es war die falsche Zielgruppe.

Natürlich lief nicht gleich alles am Schnürchen. Die erste Herausforderung war: Meine kleine Familienküche reichte rasch nicht mehr aus. Wir hatten sogar schon ein Fir-

mengebäude gekauft, leider stellte sich heraus, der Sanierungsbedarf war zu groß, um in Kürze Küchenräume zu schaffen. Über mein Netzwerk fand sich die Lösung: Die Nachbarin dieser Immobilie war die Frau des Bürgermeisters und er wusste, wo ich eine Küche mieten konnte. Gesagt, getan, die Räumlichkeiten waren da, bereit für größere Bestellungen.

So lief es dahin. Der größte Auftrag war, 250 Personen bei der Schulabschlussfeier meiner Tochter zu verköstigen. Doch der saure Drops dabei war: Alle Eltern saßen gestylt im Raum, nur ich rockte in Küchenkleidung ums Buffet. Warum ich mir nicht freigenommen hatte? Das ging nicht ohne Mitarbeiter! Denn eins war klar, bei 250 Gästen packte meine ganze Familie mit an.

Der Partyservice machte Spaß, doch nach zwei Jahren wurden mir die Küchenräume gekündigt, gleichzeitig kamen private Veränderungen und damit unser Umzug ins 60 km entfernte Dresden dazu. Also hieß es: Partyservice ade. Und zeitgleich schloss das Unternehmen meines Mannes aufgrund eines fünfstelligen Forderungsausfalls.

Danach verkauften wir Fertighäuser und eroberten uns damit ein neues Berufsfeld. Damals wie heute bin ich der Meinung: Ist das Produkt gut, kann ich alles verkaufen.

Es war ein gemeinsamer Neustart. Wir bekamen ein Musterhaus als Büro auf den Hängen der Stadt und betreuten es von Montag bis Sonntag. Es war wunderschön gelegen, mit Blick über Dresden, allerdings verbrachten wir mehr

Zeit dort als in unserer Wohnung. Wir arbeiteten damals selbst und ständig, auch, wenn andere freihatten, sprich meist am Wochenende. Das belastete die Familie stärker, als es uns bewusst war.

Schließlich kam etwas auf uns zu, was wir nicht gewusst hatten: Bei Provisionszahlungen für Häuser dauert es etwa 12 Monate vom Verkauf bis zur Auszahlung! 2003 kam das große Hochwasser der Elbe und die Menschen hatten andere Sorgen, als ein Haus zu kaufen. Sie waren froh, wenn sie trockene Füße hatten.

Nach zwei Jahren Verkauf von Fertighäusern wussten wir: Es hat Spaß gemacht, wir haben verkauft, doch da es aufgrund unserer Vorgeschichte keine finanziellen Rücklagen gab, konnten wir nicht weitermachen.

2003 erstes Business – Ade!

Meine erste Selbstständigkeit dauerte von 1998 bis 2003. Warum? So hatte ich mir das nicht vorgestellt. Dann lieber doch „Sicherheitsnetz Anstellung"!

Nachdem drei Geschäftsbereiche nicht so gefruchtet hatten, dass wir ruhig schlafen konnten, wollte ich mich wieder auf eine Anstellung bewerben. Vertrieb war klar, denn ich liebe Verkaufen. Doch welche Branche?

Ich konnte mir Pharma oder Versicherung aussuchen, wählte dann die Versicherungsbranche bei einem großen deutschen Konzern.

Mein inneres Ich hatte mir damals geraten, mich fürs Geld zu entscheiden. Ich machte auf dem zweiten Bildungsweg eine Ausbildung zur Versicherungsfachfrau und meinte, mich jetzt wieder in die Hängematte des finanziellen Sicherheitsnetzes legen zu können.

Weit gefehlt. Alle Agenturinhaber des Konzerns, wo ich meine praktischen Ausbildungen machte, waren Männer und der Arbeitstag war wieder streng strukturiert. An zwei Ausbildungstage erinnere ich mich besonders. Im Januar 2004 bei minus 18 Grad in einer ländlichen Region mit vier Kollegen ausgesetzt zu werden, an wildfremden Haustüren zu klingeln und dafür zu sorgen, ein Verkaufsgespräch zu bekommen. Puh, heute sage ich mir, das war eine ganz schöne Mutprobe. Mittlerweile macht das kein Mensch mehr, abgesehen davon, dass es nicht funktionieren würde. Aber diese Erfahrung hat etwas mit mir gemacht.

Das Gegenteil war dann im Sommer, bei 38 Grad im Schatten, im Kostümchen zum Ausbildungstag in der Direktion zu erscheinen, wo alle mit Eis im Biergarten saßen und wir overdressed dahinschmolzen.

Die Ausbildung hatte ich bestanden, bekam einen Aufgabenbereich, eine sehr bodenständige Chefin als Bezirksleiterin und ging meinen Weg weiter. Nachdem mein Mann sich 2004 von mir getrennt hatte, ließ ich mich als frischgebackener Single innerhalb des Konzerns nach München versetzen, um mir dort meinen Traum vom Leben zu erfüllen.

Dass im gleichen Konzern im Bundesland Bayern die Uhren komplett anders tickten, damit hatte ich nicht gerechnet. Sowohl Chefs als auch Kunden konnten mit Preußenmädels nichts anfangen. (Zur Erklärung: Für Bayern ist alles, was nördlich des Weißwurstäquators liegt, Preußen. Und von denen kauft man nix.)

Na ja, so schlimm war es dann doch nicht, nur ungewohnter für mich als in Sachsen. Meine Karriere wäre in Dresden sicher anders verlaufen, aber, wie ich gerne sage: „Hätte, könnte, Besenkette", und heute weiß ich: Alles hat einen Grund und ist für etwas gut.

Damit ich meinen Traum, in Bayern zu leben, verwirklichen konnte, brauchte es immer mindestens *einen* Nebenjob, meist zwei. Dazu gehörten, um sechs Uhr morgens Regale im Drogeriemarkt einzuräumen und am Wochenende um vier Uhr mit Mandel-Hans auf Sonntagsmärkte zu fahren. Schon da fand ich es traurig, dass das Leben in München, besser gesagt am Rand der Großstadt, mit *einem* Vollzeitjob nicht zu finanzieren war. Da ich mir zum damaligen Zeitpunkt nicht vorstellen konnte, dort jemals wieder wegzugehen, war ich mir zu nichts zu schade, um mein Traumleben zu führen.

Es dauerte vier Jahre, bis ich endlich verstand, was mein Körper mir schon lange signalisierte. Vor lauter Selbstdisziplin, Ehrgeiz und Fleiß hatte ich alle seine Hinweise übersehen. „Petra, so geht es nicht weiter!" Was mich störte, waren nicht die Nebenjobs, sondern die mentalen Belastungen im Brötchenjob.

2006 bis 2007 lief ich von Arzt zu Arzt, vom Röntgen zum MRT, vom Bluttest zum EKG, mit Diagnosen von Rheumaverdacht bis hin zur Psychotherapie. Doch keiner konnte was finden. Und so machte ich weiter mit meinen Jobs.

Dann kam der Tag, an dem ich in München auf dem mittleren Ring stand, zitterte und furchtbare Schmerzen hatte. Die Tränen liefen mir übers Gesicht und ich wusste nicht, wie ich die letzten fünf Kilometer nach Hause fahren sollte, so schlecht war mir. In diesem Moment war mir eins klar: So geht es nicht weiter. Ich kündige, und zwar sofort.

Ja, das tat ich, doch nur, weil ich wieder in einer Partnerschaft lebte und mein Mann die Miete bezahlte. Zuerst meldete ich mich arbeitssuchend und setzte durch, dass es keine Sperrfrist gab, da Gesundheit vorgeht. Arztatteste waren nicht schwierig zu besorgen, waren doch die Wartezimmer verschiedener Fachärzte 12 Monaten lang wöchentlich stundenlang mein Zuhause gewesen. Obwohl ich nicht wusste, wie es weitergehen sollte, war mir klar: Nie wieder eine Anstellung! Und so hielt ich die Augen für neue Chancen offen.

Zwei Kilometer von meiner Wohnung entfernt parkten bei einem wunderschönen Villenanwesen jedes Wochenende große Autos. Dort stiegen gut gestylte, zufrieden wirkende Männer und Frauen aus, Letztere so 20 Prozent. Am Türschild stand: Finanzvertrieb.

Ich dachte mir: „Kann ich, habe ich die vergangenen vier Jahre gelernt!“ Gesagt, getan. Ich recherchierte im Inter-

net, wer das war, und schickte meine Bewerbung hin. Es kam zu einem Vorstellungsgespräch, um die Rahmenbedingungen zu klären, dann beantragte ich zum zweiten Mal den Existenzgründerzuschuss[1] und schon hatte ich mein neues Business. Allerdings mit einem Sicherheitsnetz aus Provisionsvorschüssen und meinem zweiten Mann, der Anfangs die privaten Fixkosten übernahm.

Am 5. Oktober 2007 war der Start meiner zweiten Selbstständigkeit, damals die einzige Möglichkeit, rasch einen ordentlichen Lebensunterhalt zu verdienen.

Um in einem Finanzvertrieb erfolgreich zu sein, braucht man Kontakte und einen großen Kundenstamm. Den hatte ich aber nicht. Jeder, der das schon einmal gemacht hat, weiß, wovon ich spreche. Aus meiner vorherigen Arbeit waren mir die 20 Prozent treuer Kunden gefolgt, für die Preußenmädels durchaus Hirn im Kopf haben, doch es mussten dringend neue Mandanten her. 2008 hatte ich alle Bestandskunden versorgt, eine ellenlange Liste an Altkontakten einer Kollegin abtelefoniert und wusste nicht mehr ein noch aus. Wem sollte ich Produkte verkaufen?

Damals hatte ich ein großes Vorbild: meine Sponsorin. Sie war Perserin, hatte Feuer im Hintern und war äußerst erfolgreich. Sie fing mich auf, als ich eines Tages heulend im Büro des Finanzvertriebs in Grünwald (im Süden von München in einer gehobenen Wohnregion) saß und nicht wusste, wo die nächsten Einheiten[2] herkommen sollten.

---

[1] Das ging damals, wenn man mindestens zwei Jahre in Anstellung war und aus der Arbeitslosigkeit kam.

[2] So sprach man in dieser Branche von Umsätzen.

„Petra, du musst rausgehen, neue Kontakte knüpfen!", riet sie mir.

Warum nicht, dachte ich, hatte aber keine Ahnung, wie das möglich sein sollte. Im Rückblick kann ich sagen, damit begannen meine ersten Netzwerkschritte, um neue Businesskontakte zu knüpfen.

Ich erinnere mich noch gut an mein Gefühl, als ich das erste Netzwerkevent mit mir komplett fremden Menschen besuchte. Wie sollte ich mit den Leuten ins Gespräch kommen? Worüber mich mit ihnen unterhalten?

Es war leichter als erwartet. Die Gastgeber hießen alle willkommen und brachten mich mit potenziellen Geschäftspartnern in Kontakt. So fand ich Gefallen am Netzwerken und besuchte 2008 jede Woche mindestens eine Netzwerkveranstaltung. Dabei schaute ich mir Verschiedenstes an: Frauennetzwerke, Events, Vernissagen, Afterworkpartys und Frühstücksnetzwerke. Ja, ich habe mich drei Mal zu 6:45 Uhr zu einem Netzwerkevent bemüht, obwohl ich keine Frühaufsteherin bin und es auch nicht werde.

Nach 12 Monaten zog ich Resümee und stellte fest: Diese Events waren alle nett, aber es war nichts dabei gewesen, wo ich mich dauerhaft aktiv einbringen wollte. Bei einem passten Uhrzeit und Zwänge nicht, einige Frauennetzwerke waren mir zu „kuschlig" und zu wenig Business. So kam ich zu der Erkenntnis: Die Veranstaltungen hatten mich gut ans Netzwerken herangeführt, aber ich hatte nichts

gefunden, was wirklich zu mir und meinen Vorstellungen passte. Da beschloss ich, eigene Netzwerkevents zu organisieren.

Dazu stelle ich mir erstmals die Frage: Für wen? Und wie sollten sie ablaufen? Schnell war klar: Für selbstständige Frauen und ich wollte sie unbedingt moderiert gestalten.

Gesagt, getan. Am 09. Februar 2009 gab es das erste von mir organisierte Netzwerkevent, im Süden von München (Taufkirchen). Sieben Frauen folgten meiner Einladung. Da ich schon immer für Kontinuität stand, war von Anfang an klar, jetzt wird es jeden Monat ein Netzwerktreffen von mir geben.

Nach dem ersten Treffen schwankte die Teilnehmerzahl zwischen vier und 24, und es gab regelmäßig fachlichen Input. Der Umschwung kam bei meinem siebenten Event am 09.09.2009. Die Referentin damals war Marketingexpertin Algunda de Reuter mit dem Thema: „Verkaufen ist die Kunst, Begehrlichkeit zu wecken“. Ihre Persönlichkeit und der Inhalt des Vortrags begeisterten alle 16 Teilnehmerinnen und mich dermaßen, dass wir uns einen Ganztagsworkshop mit ihr wünschten. Im Anschluss sprachen Algunda und ich über die Workshop-Planung. Sie sagte zu mir: „Petra, ich finde das eine supercoole Idee, was du hier machst. Kann ich dich dabei unterstützen oder können wir damit ein gemeinsames Projekt starten? Hast du Lust?“ Ich war so happy, dass sie meine Netzwerkevents cool fand. „Wie genial ist das denn?“ Und ging mit ihrem Vorschlag die nächsten Tage schwanger.

Wenn ich Entscheidungen abwäge, mache ich mir immer eine Plus-Minus-Liste. Was spricht dafür? Was dagegen? Die Punkte auf der Plusliste überwogen damals. Sie lauteten:

Zwei Frauen haben mehr Kompetenzen und Ideen als eine alleine, außerdem macht es gemeinsam viel mehr Spaß. Algunda war Marketingexpertin und übernahm das Marketing, ich selbst war bis dahin eher die Vertriebsexpertin. Nachdem die Entscheidung getroffen war, erschufen wir auf Basis meiner Startaktivitäten einen Leitfaden.

In den Monaten, die dann folgten, entwickelten wir das erste Konzept unserer Community. Der Name „W.I.N Women in Network®" und das Logo sind von Anfang an beständig. (Letzteres entstand in der Straßenbahn von Grünwald nach München.) Inhaltlich haben sich innerhalb der Jahre sowohl Konzept als auch Zielgruppe immer wieder etwas geändert.

Im Dezember 2009 stellten wir im Rahmen eines Weihnachtsevents in einer wunderschönen Villa in Grünwald im Münchner Süden erstmals die Idee unseres Netzwerks vor. Zeitgleich wollten wir bei der Zielgruppe hineinspüren, wie W.I.N Women in Network® ankommt. Von 50 Teilnehmerinnen entschieden sich sofort sieben: „Da bin ich gern dabei!"

Die offizielle Eröffnungsveranstaltung folgte dann am 2. Februar 2010 in München mit 50 Frauen, Catering,

Tombola und Präsentation des W.I.N-Netzwerkes. Es gab genügend Raum zum Netzwerken und Feiern.

Ich erinnere mich noch genau: Ein roter Teppich war ausgerollt, vor der Mensa des Firmengebäudes bis in die Cafeteria, wo unser Event stattfand. Die Frauen kamen voller Vorfreude und wir bebten vor Lampenfieber. Ich hatte mir jedes Wort aufgeschrieben und meine Knie zitterten vor Aufregung.

Die ganze Story der Unternehmensmarke W.I.N Women in Network®, die seit 2011 eine eingetragene Wort-Bildmarke ist, kannst du hier lesen:

Wie ging es weiter mit meiner Selbstständigkeit?

Damals war es so: 50 Prozent der Businesszeit investierte ich in die Finanzberatung und die anderen 50 in W.I.N Women in Network®. Die Beratung lief nach zwei Jahren, ich konnte gut davon leben. Also reinvestierten wir die gesamten Einnahmen des Frauennetzwerks, was uns schnelles Wachstum ermöglichte.

2010 bis März 2012 lief es wie „geschnitten Brot". Die Finanzberatung wurde immer lukrativer, das Netzwerk fand

in der gesamten DACH-Region super Anklang und wuchs auf 220 Mitglieder.

Bis am 13. März 2012 um 10 Uhr vormittags der Anruf kam, der alles veränderte. Es scheint mir wie gestern. Ich saß in meinem Büro des Dachgeschosses unseres Reihenhauses in Kirchseeon im Osten von München, die Sonne schien und am Telefon war die Polizei: „Frau Polk, haben Sie mit Algunda de Reuter zusammengearbeitet? Wir haben Ihren Flyer in der Wohnung gefunden."

„Ja, habe ich."

„Wir müssen Ihnen mitteilen, dass Frau de Reuter verstorben ist. Dürfen wir Sie jetzt vernehmen?"

Schockstarre, und es war sicher einige Minuten still auf meiner Seite. Ich weiß noch, dass ich gesagt habe: „Nein, rufen Sie in zwei Stunden wieder an."

Jetzt wirst du dich fragen: „Polizei? Vernehmen?" Ja, Algunda hatte Suizid begangen, was ich hier erstmals kommuniziere. Warum sie das tat, weiß ich nicht genau. Deshalb möchte ich mich dazu nicht äußern. Wichtig zu wissen ist, das Netzwerk und ich waren ihr eine große Stütze, allerdings gab es davor keinerlei Anzeichen, sodass wir es hätten verhindern können.

Hätte sie sich uns mit ihren Sorgen anvertraut, wäre es unter Umständen anders gekommen. Doch ihre Etikette nach Außen ließ es nicht zu.

Wenn du dich fragst: „Warum erzähl ich es jetzt?“ Um dir Mut zu machen: Suche dir in herausfordernden Situationen vertraute Menschen und teile deine Sorgen mit ihnen. So wird es für dich leichter. Für mich selbst ist es befreiend, mit anderen über Schwierigkeiten zu sprechen, denn oft finde ich die Lösung schon während des Gespräches.

Ich hatte damals eine wunderbare Geschäftspartnerin verloren und eine Freundin. Und das Netzwerk eine geschätzte Frau. Die erste Person, der ich es mitteilte, war mein Mann. Algunda war eine Freundin unserer Familie geworden, so manche Stunden hatten wir bei Ausflügen, beim Grillen und Klönen verbracht. Er war geschockt, ihm liefen die Tränen und dann weinten wir gemeinsam. Mein Gedanke war: „Wie sag ich es der Community? Was mache ich mit den nächsten Events? Sag ich ab oder nicht?“

Die ersten Gesprächspartnerinnen aus dem Netzwerk waren unsere Webdesignerin, die uns die letzten 12 Monate sehr unterstützt hatte, und ein Member, eine Pastorin. Mit ihnen beratschlagte ich mich, wie es weitergehen sollte.

Ein Satz von Algunda, den ich heute immer noch nutze: „Es gibt für alles eine Lösung, auch wenn ich jetzt gerade nicht weiß, wo sie ist.“ Ja, so ist es. Es gibt immer Lösungen, trau dich, Hilfe anzunehmen!

Wir alle waren traurig. Doch Schlimmes hat auch etwas Gutes. In die Community brachte es neben der Trauer ei-

nen wunderbaren Zusammenhalt und für mich viel Unterstützung. Jeder wollte, dass es weiterging.

Direkt am nächsten Tag hatten wir eine Veranstaltung in Düsseldorf. Flug und Hotel waren gebucht, allerdings stellte ich mir die Frage: „Absagen oder durchführen?" Schließlich sagte ich nicht ab, was übrigens nicht alle gut fanden, aber der Todesfall lag wie ein dicker, fetter Kloß in meinem Hals. Ihn erstmals öffentlich auszusprechen, war für mich ein schwerer Schritt. Die Member zeigten wahres Mitgefühl und wir hatten einen besonderen Abend mit viel Liebe und tiefen Gesprächen.

Direkt am Tag von Algundas Tod hatten wir an die Community eine Mail mit der traurigen Nachricht gesendet. Man spendete Anteilnahme und überschwemmte uns mit Hilfsangeboten. Doch es gab nicht nur Sonnenschein. 2011 hatten wir unsere ersten Schritte in Facebook gemacht. Ich wusste genau, Algunda hätte nie gewollt, dass ihr Tod dort öffentlich „ausgewalzt" wird. Also tat ich es nicht. Dafür gab es Nötigungen, Shitstorm und verbale Angriffe.

Damals spürte ich erstmals, was es heißt, ein starkes Netzwerk im Rücken zu haben. Einige Mitglieder der Community übernahmen ehrenamtlich Aufgaben und ich erfuhr auch viel Unterstützung von meiner Tochter. Sie war bald mit 10 Stunden im Monat meine erste Assistentin. Besonders freut mich, dass sie meinem Unternehmen und mir bis heute treu geblieben ist.

Durch dieses Ereignis musste ich mich allein um zwei Betriebe kümmern. Beide zu führen, konnte ich mir damals nicht vorstellen, trotz der Hilfe anderer. Eine Entscheidung zu treffen, fiel mir nicht leicht. Die Finanzberatung hatte ich so aufgebaut, dass sie lief. Das Frauennetzwerk hatte 220 Mitglieder, die ich nicht enttäuschen wollte, denn sie taten alles, um es zu erhalten.

Aus heutiger Sicht wäre es möglich gewesen, beide Unternehmen gemeinsam zu führen, doch meine Persönlichkeit war noch nicht so gereift. Weil ich fürchtete, meinen Mandanten nicht mehr ausreichend Aufmerksamkeit geben zu können, entschied ich 2013, die Finanzberatung aufzugeben.

Bei W.I.N schufen wir daraufhin gemeinsam mit Partnerinnen neue Strukturen in verschiedenen Städten, im Backoffice hatte ich Unterstützung von unserer damaligen Webmasterin Gabriele und meiner Tochter als Assistentin.

Aus Anfragen und dem Bedarf rund um W.I.N entstand 2013 zusätzlich meine Positionierung als Speakerin und Mentorin. Zahlreiche Bühnen haben in den folgenden Jahren dazu beigetragen, dass die Community als Netzwerk und ich als Persönlichkeit bekannter wurden. So baute ich seit 2013 neben der Unternehmensmarke W.I.N Women in Network® auch die Personenmarke *Petra Polk* auf und aus.

2015 erschien mein erstes Buch „Like, so netzwerken Sie sich an die Spitze!"

Das ist eine eigene Geschichte. Seit 2011 kreisten meine Gedanken um: „Ich möchte ein Buch schreiben." Damals gab es viele Menschen, die zu mir sagten: „Was willst du mit einem Buch? Damit wirst du nicht reich! Du kannst das nicht!"

Doch mein Wunsch war stärker. Am 13.11.2011 kaufte ich am Flughafen in Düsseldorf den Ratgeber meiner Autorinnenkollegin Gudrun Fey „Kontakte knüpfen und beruflich nutzen". Ich schlug ihn auf. Es gab 159 Seiten Text und viele Notizenseiten. Mein erster Gedanke war: „Das schaffe ich auch!"

Gesagt, getan. Ich begann, direkt in das Buch meine Ideen zu notieren. Doch es sollte vier Jahre dauern, bis das Manuskript reif war. Das Gefühl, als ich mein allererstes Buchbaby in den Händen hielt, war unbeschreiblich. Heute bin ich stolz auf mich, dass ich diesen Schritt getan und durchgehalten habe. „Einmal Autorin, immer Autorin", ist nun mein Motto.

Die folgenden Jahre waren von vielen Erfolgen, aber auch von Herausforderungen geprägt. Privater und geschäftli-

cher Natur. Mein Motto „Aufgeben ist keine Option“ trug mich über diese Zeit. Denn eins war klar: „Es gibt für mich keinen Weg zurück in die Anstellung.“

- Jede Schwierigkeit und das Weitermachen haben mich einen großen Schritt weitergebracht und meine Persönlichkeit wachsen und reifen lassen.

- Neben meiner Tätigkeit als Mentorin werde ich für Vorträge gebucht, bin Verlegerin, Autorin und Unternehmerin zweier starker Marken. Ich führe ein Team von Mitarbeiterinnen, Freiberuflerinnen sowie Projekt- und Franchisepartnerinnen.

- Das Konzept von W.I.N hat sich in den Jahren immer wieder verändert, doch der Grundgedanke ist geblieben: Frauen zu verbinden und ihnen am Markt eine Stimme zu geben.

- 2017 kamen die W.I.N Agentur, die W.I.N Akademie und die W.I.N Medien mit dem Erfolgsmagazin „die geWINnerin“ und Gemeinschaftsbüchern dazu. Bis heute haben wir neben tausenden Netzwerkevents acht große Kongresse mit insgesamt 1550 Frauen veranstaltet. Wir konnten namhafte Marken als Partner für unsere Community gewinnen und seit 2016 ist W.I.N Women in Network® ein Unternehmen mit Franchisekonzept, das dir die Möglichkeit gibt, Partnerin zu werden und dir damit ein eigenes Business aufzubauen.

- Die Marke Petra Polk ist gewachsen und erwachsener geworden. Heute unterstütze ich als Mentorin für weiblichen Erfolg im Business Frauen, die sich ein selbstbestimmtes, sinnerfülltes und glückliches Leben wünschen. Das ist auch der Grund, warum ich dieses Buch für dich schreibe. Meine große Vision ist es: Jede Frau auf der Welt kann genau das Leben führen, das sie sich wünscht.

- In den letzten Jahren durfte ich mit meinen Erfahrungen, meinem Wissen und Netzwerk als Mentorin tausende Frauen auf ihrem Weg begleiten, coachen, unterstützen, beraten und verbinden.

Mehr zu mir findest du in meiner Imagebroschüre, die du dir hier downloaden kannst:

Lass deine Wünsche und Träume in Erfüllung gehen

Wenn du dir ein erfolgreiches Business aufbauen, dein bestehendes Unternehmen ausbauen möchtest oder in einem Changeprozess bist, empfehle ich dir, arbeite dieses Buch durch und geh schrittweise in deinem Tempo in die Umsetzung.

Ich wünsche dir, dass deine Wünsche und Träume genauso in Erfüllung gehen, wie du es dir vorstellst.

Deine Petra

Ist-Analyse

Was du denkst und fühlst, wird in dein Leben kommen.

Bevor wir ins Thema Businessaufbau einsteigen und du erfährst, wie du dir mit Freude und Leichtigkeit ein erfolgreiches Business aufbaust, lass uns für dich eine Ist-Analyse machen:

Wo stehst du gerade?

Nimm dir jetzt Zeit, genau deine IST-Situation zu betrachten, bevor du weiterliest. Ich habe hier notiert, welche Fragen du dir stellen kannst. Trifft einer oder mehr der folgenden Punkte auf dich zu?

1) Raus aus deinem Jobfrust

- Du hoffst am Montag schon, dass bald Freitag ist.
- Dein Körper signalisiert dir ständig durch Krankheit, dass du eine Pause brauchst. Du machst einen Job, wo du selbst nichts bestimmen darfst, du eine Marionette bist und erfüllst, was andere dir sagen.
- Du willst Verantwortung übernehmen und eigene Entscheidungen treffen.
- Du möchtest dein Hobby zum Beruf machen und endlich einer Tätigkeit nachgehen, die dich erfüllt.

Dann solltest du darüber nachdenken, ein eigenes Business zu starten. Dazu findest du in diesem Buch den

Leitfaden, wie du es planst und so beginnst, dass du innerhalb von drei Jahren gut davon leben kannst.

In meiner Story hast du gelesen, wie es bei mir war. Ich wollte mich nicht mehr in fremde Strukturen einordnen, morgens um 8 Uhr im Büro aufschlagen und um 17 Uhr wieder heimgehen, sondern selbstbestimmt arbeiten und leben.

Aus eigenen Erfahrungen weiß ich: Wir wollen die Signale nicht wahrnehmen, verweilen gern in unserer Komfortzone und im Sicherheitsnetz. Wir können uns nicht vorstellen, andere Wege zu gehen. Und es gibt genügend Menschen, die sagen: „Bleib mal lieber angestellt, das ist sicherer."

Ich möchte dir Mut machen: Trau dich, deinen eigenen Weg zu finden und mutig zu gehen. Gründe dein Business, baue es dir auf, bleibe dran. Sicherheit gibt es nicht wirklich, auch nicht in einer Anstellung.

2) Du hast schon gegründet

Aber

- dein Business läuft nicht so, wie du es dir vorstellst.
- zur „Sicherheit" hast du noch einen Teilzeitjob.
- dein Partner finanziert dein Leben.
- du fühlst dich überfordert.
- dir fehlen die unternehmerischen Kenntnisse.

Dann findest du mit diesem Buch den Leitfaden, um deinen derzeitigen Weg zu beleuchten und zu schauen, welches die nächsten Schritte sind. Dein Ziel sollte sein, mit deinem Business dein Leben zu finanzieren und den Teilzeitjob, der dich Energie und Zeit kostet, zu kündigen.

3) Du wünschst dir Veränderungen in deinem bestehenden Business

- Du bist seit vielen Jahren Unternehmerin, doch es erfüllt dich nicht.
- Du möchtest dir ein neues Business aufbauen, um dann vom Alten loszulassen.
- Du willst ortsunabhängig arbeiten,
- aus deinem jetzigen Offlinebusiness mit Praxis oder Ladengeschäft ein Online-Business machen.

Dann gehe nochmal Schritt für Schritt durch den Prozess des Businessaufbaus und lass all deine Erfahrungen der letzten Jahre mit einfließen.

4) Du möchtest eine Familie gründen,

- bist schon im Mutterschutz oder
- weißt nicht, wie du mit Kindern deinen Job hinbekommen sollst.

Auch wenn du dir nur flexiblere Arbeitszeiten wünschst, kann für dich eine selbstständige Tätigkeit als Freiberuflerin oder Unternehmerin eine gute Option sein. Denn dann entscheidest du selbst, wann du wo und wie viel arbeitest.

Wie kannst du starten?

Gehe dieses Buch einmal komplett durch und setze die Inhalte aktiv um. Nimm es immer wieder zur Hand und lies nach, ehe du den nächsten Schritt gehst.

Umgib dich mit Menschen, die schon ein erfolgreiches Unternehmen haben. Frage sie, wie es bei ihnen begann und was sie dir empfehlen.

Überlege, was dein Business darstellen soll.

Aufgabe: „Koffer mit einer Million“

Stell dir vor, du bekommst heute von mir einen Koffer mit einer Million Euro, unter der Voraussetzung, dass du trotzdem weiterarbeitest. Was würdest du tun, wenn du nicht arbeiten *musst*, um Geld zu verdienen? Lass deinen Gedanken freien Lauf.

Wenn du herausgefunden hast, worauf du so richtig Bock hast, gehst du in den Vorbereitungsprozess und beschäftigst dich intensiv mit *Kapitel 2*. Nimm das Businesshaus als Leitfaden und beginne, dein Fundament zu kreieren. Ich bin für gute Vorbereitung, bevor du komplett in die Selbstständigkeit springst. Oft ist es möglich, Stunden der Festanstellung langsam zu reduzieren oder Teilzeit die ersten Schritte mit dem eigenen Business zu gehen. Bei mir war es bei beiden Gründungen nicht machbar, doch ich habe für mich dann andere Sicherheitsnetze gefunden.

Nimm dir Mentor*innen, Sparringspartner*innen oder Coaches an deine Seite. So brauchst du nicht in alle Fettnäpfchen zu treten. Eine Mentorin wie ich zum Beispiel kann dich nicht zum Erfolg tragen, doch sie kennt den Weg, findet gemeinsam mit dir Lösungen, zeigt dir Abbiegungen und hilft, Steine aus dem Weg zu räumen. Gehen darfst du natürlich selbst.

Dieser Ratgeber nimmt dich für deine ersten Schritte an die Hand. Ich wünsche dir viel Freude beim Kreieren des eigenen oder neuen Business. Wenn du Hilfe brauchst, findest du meine Kontaktdaten am Ende des Buches.

Business by Design – mit Human Design zu natürlichem Berufserfolg

Weil dein Erfolgsweg so individuell ist wie du.

Von Sabine Sobotka

Manchmal stellt sich der erträumte Unternehmenserfolg nicht gleich ein. Dann (ver-)zweifeln wir und fragen uns: „Wo fange ich an?“, „Was funktioniert wirklich?“ oder „Wie machen das denn die anderen?“

Ich wünschte, jemand hätte mir zu Beginn meiner Selbstständigkeit gesagt, dass ich die Antworten auf die obigen Fragen nicht auf der Jagd nach fremden Karotten finde. Meine Güte, hätte mir das Geld, Zeit, Frust und Nerven erspart!

Mehr als einmal bin ich der Vorstellung erlegen, ein Schema F von Coach XY, das für viele Menschen auf die gleiche Weise funktionieren kann, müsste doch auch für mich ein Kinderspiel sein. Bis ich eines Tages erkannt habe, was für mich funktioniert und was – bei aller Vernunft – eben nicht.

Dabei ist es logisch, dass bei jedem von uns etwas anderes gut geht. Jede ist doch einzigartig!

Im Grunde geht es darum, dass du dir dein Business genauso aufbaust, wie du tickst, oder? Dann stellt sich der Erfolg rasch ein.

Das bedeutet, dass du die wichtigsten Dinge im Businessaufbau so machst, wie sie dir selber entsprechen.

Stell dir mal vor, du wüsstest jederzeit genau, wie du ...

- deine Energie optimal einsetzt im Berufsalltag?
- die für dich besten Entscheidungen triffst?
- klar erkennst, was und wer dir beruflich (nicht) guttut?
- effektiv kommunizierst mit deinen Followern und Kund*innen?
- dein Marketing authentisch und überzeugend gestaltest?
- konstruktiv mit Gedanken, Emotionen, Druck, Ängsten und Ideen umgehst?
- selbst dein bester Kompass bist auf deinem Weg zum Erfolg?

Fühlt sich gut an, oder?

Erkenne dein Potenzial

Human Design unterstützt dich dabei, dein individuelles Potenzial zu erkennen und dann gezielt zu entfalten.

Human Design ist – ähnlich wie die Astrologie – ein Instrument zur Selbsterkenntnis und Potenzialentfaltung. Die Kombination aus Astrologie, Chakrenlehre, I-Ging, Quantenphysik u. v. m. legt objektiv dar, was dich ausmacht und wie du in deine wahre Kraft kommst. Basierend auf deinen exakten Geburtsdaten zeigt sich, wie du optimal mit dei-

ner Energie umgehst, welche Strategien dir Erfolg bringen, was dir in Beziehungen guttut, welcher Arbeitsstil zu dir passt usw.

Mein Tipp, um dir Frust, Wut, Verbitterung und Enttäuschung zu ersparen? Beschäftige dich mit deinem Human Design. Warum? Als Selbstständige kümmern wir uns um gefühlt tausend Sachen und viel zu wenig darum, in unserer Kraft zu sein. Mit diesem Alltagskompass gehst du auf deinem Weg zum Erfolg nicht verloren, sondern erreichst Ziele auf deine Art.

Wie kommst du nun zu diesem wertvollen Instrument für dein Business?

Du kannst dir dein Human Design im Internet selber berechnen lassen, aber nicht alle Programme sind zuverlässig und die praktische Umsetzung der Ergebnisse wird komplex.

Willst du dein Human Design wirklich verstehen und nutzen, empfehle ich dir aus tiefster Überzeugung ein professionelles Reading. Ich unterstütze dich gerne dabei.

Sabine Sobotka

www.sabinesobotka.com/human-design

Herz & Verstand – das Erfolgsteam für deinen Businessaufbau

Von Birgit Lütkehölter

Irgendwann war meine innere Stimme nicht mehr zu überhören. „Das kann noch nicht alles gewesen sein. Da geht noch mehr“, flüsterte sie mir immer eindringlicher zu. Dazu kam ein Gefühl von Unruhe und Unzufriedenheit. Je genauer ich zuhörte, desto deutlicher wurde die Erkenntnis, dass meine Angestelltenzeit zu Ende gehen würde. Auch die Richtung, die ich von nun an einschlagen wollte, zeigte sich.

Meines Erachtens beginnt der erfolgreiche Businessaufbau mit einem beherzten JA zu dir und deiner Vision. Während du dies hier liest, erlaube dir, dich mit deinen Wünschen und Sehnsüchten zu verbinden.

Aber Achtung: Nur verbinden, nicht schon wissen müssen, wie du hinkommst.

Das K.-o.-Kriterium für Wünsche und Visionen ist meist eine kritische Stimme im Kopf: „Wie soll das denn gehen? Wenn keiner will, was ich anbiete? Das Angebot gibt es doch schon!“

Unter Umständen redet deine Kopfstimme ähnlich in dir. Das wirkt wie den Deckel auf den Topf knallen, damit nicht zu viel heraussprudelt. Was zurückbleibt, sind Unruhe und

Unzufriedenheit. Denn die innere Stimme weiß, dass da noch mehr geht!

Begegne deinen Wünschen und Sehnsüchten bewertungsfrei, so entsteht Raum für konkrete Ideen.

Das innere Erfolgsteam für deinen individuellen und erfolgreichen Businessaufbau

Vereine Herz & Verstand gut miteinander, so wird es ruhig in dir und deinen Gedanken. Damit verbindest du dich mit deiner tieferen Weisheit, der Intuition. Das hilft deinem Kopf, die richtigen Strategien und Maßnahmen für die nächsten Schritte in die Umsetzung zu finden.

Übung: Teambuilding für Herz und Verstand

Mit folgender kraftvollen Übung verschaffst du der leisen Stimme deiner Intuition Gehör. Du hältst das Gedankenkarussell an, was Ruhe im Geist und Entspannung im Körper bringt. So kannst du dir selbst besser zuhören.

Außerdem erweckst du deine innere Stimme, die dir hilft, intuitiv die richtigen Entscheidungen für dich und deinen Weg zum Erfolg zu treffen!

- Lächle, auch wenn dir gerade nicht danach zumute ist. Das stoppt Grübelei.
- Reibe deine Handflächen aneinander und streife dich dann sechsmal von Kopf bis Fuß ab. So aktivierst du das Wohlfühlhormon Oxytocin.

- Lege deine Hände auf Herz und Bauch oder auf die Oberschenkel und atme zu den Händen hin. Nimm wahr, wo und wie sie aufliegen und wie dein Brustkorb sich hebt und senkt. Du darfst dich dabei auch leicht bewegen.
- Nach einigen Atemzügen frage: „Was kann ich jetzt Gutes für mich tun?"

Die Antwort wird kommen. Sofort oder später, während du mit etwas anderem beschäftigt bist.

Willst du tiefer einsteigen? Hier findest du mehr Informationen.

Birgit Lütkehölter

www.heilpraxis-lütkehölter.de

Dein Businesshaus

Lass uns gemeinsam dein Businesshaus bauen

Marken haben Ecken und Kanten, nur Nullen sind rund.

Ich erkläre meinen Kundinnen gern in Bildsprache den Weg zum Aufbau eines Unternehmens. Und da ich selber schon zwei Häuser (echte Steinhäuser) und fünf Businesshäuser gebaut habe, weiß ich genau, worauf es ankommt.

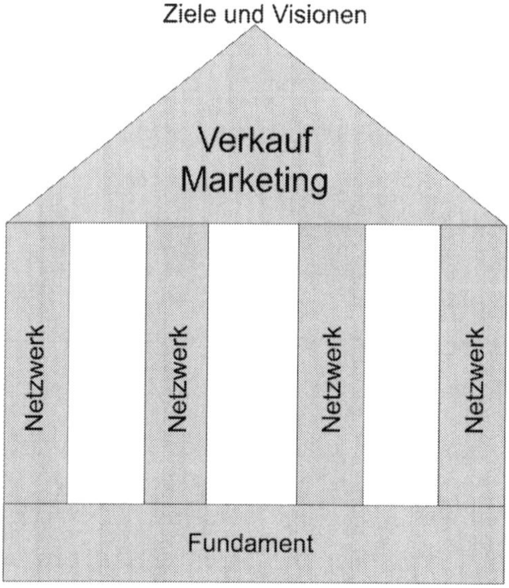

Wenn du ein Haus baust, brauchst du ein haltbares Fundament, tragende Wände, eine stabile Decke, ein Dach und den Dachfirst.

Übrigens: Wenn die Holzständer für ein Dach gesetzt sind, wird bei uns Richtfest gefeiert. Das solltest du auch in deinem Business tun.

Lass uns jetzt Schritt für Schritt *dein* Businesshaus bauen, damit du dann Grund zum Feiern hast.

Dein stabiles Fundament ist der Schlüssel zum Erfolg

Immer wieder erlebe ich, dass zuerst mit dem Dach des Business (z. B. der Website) begonnen wird, doch wie soll das „halten“, wenn der Grundstock nicht passt?

Zum Fundament gehören für mich 5 wichtige Bausteine:

- Persönlichkeit
- Positionierung
- Zielgruppe
- Angebote
- Honorare/Preise

Bei allen diesen Bausteinen ist es wichtig, dir KLARHEIT zu verschaffen, denn nur, wenn du selbst klar bist, kannst du im „Dach“, das dem Marketing entspricht, exakt kommunizieren, damit es fruchtet.

Innere Klarheit schafft im Außen Kundenanziehung. Dazu kommen wir dann im Kapitel „Fruchtendes Marketing“.

Ehe wir uns aber dem Fundament zuwenden, möchte ich dir das Geheimnis meines Erfolges verraten. Es betrifft nicht nur das Businesshaus, sondern das gesamte Business – ja, das ganze Leben.

Strategie gemeinsam mit Intuition – dein Bauchgefühl hat immer recht

Die Bedeutung dieses Satzes durfte ich in den letzten 10 Jahren lernen zuzulassen. Eigentlich bin ich durch Erziehung und Prägung durch mein Berufsleben in Vertrieb und Versicherung eher kopflastig geprägt. Doch bin ich immer schon meiner Intuition gefolgt, ohne dass es mir bewusst war. Einige Beispiele dazu findest du in meiner persönlichen Story im Prolog.

Wenn wir Frauen es schaffen, Strategie und Intuition zu kombinieren und gezielt zu leben, gibt es eine geniale Wirkung für uns und unser Business.

Strategie als dein Leitfaden

Gerade Scannerpersönlichkeiten wie ich lieben die Vielfalt und haben immer einige Projekte parallel zu laufen. Um uns nicht zu verzetteln, brauchen wir eine klare Strategie. Daher empfehle ich dir, exakt deine Ziele – kurzfristig, mittelfristig und langfristig – zu definieren, deine Vision und dein WARUM zu kennen. Dazu erfährst du mehr im Kapitel vier.

Wenn du das ausgearbeitet hast, stell dir immer wieder die Frage:

- Zahlt das, was ich gerade tue, auf meine Ziele ein?

Wenn nein: Finger weg. Wenn ja: Machen.

Strategie heißt bei mir nicht, dass ich tausende xls-Tabellen und einen Redaktionsplan für mein Marketing habe. Oder genau weiß, wann ich welchen Umsatz machen werde. Das zeigt mir, wie lange ich schon intuitiv wirke, ohne mir dessen bewusst gewesen zu sein. Erst nachdem ich das erkannt hatte, verstärkte sich das Bewusstsein für diese Herangehensweise. Und das bringt mir noch mehr Freude und Leichtigkeit, da ich das Gefühl habe, was ich mache, darf *genau so* sein!

Sei anders als alle anderen.

Intuition als Ratgeber

So kann es auch bei dir sein. Und das passt ja, denn Frauen arbeiten eher zyklisch, in jeder Phase unseres weiblichen Zyklus und unserer Lebensabschnitte haben wir unterschiedliche Energien zur Verfügung. Diese gilt es einzusetzen. Wenn wir Frauen uns ausschließlich an die strategische Unternehmensführung halten, wie es bei Männern besser funktioniert, verlieren wir Kraft, die wir für unser Leben nutzen können.

Erkenne deinen persönlichen Zugang zu deiner Intuition, erfahre, wie du „tickst“ und achte darauf, dass du sowohl das weiblich Intuitive, als auch das männlich Strategische für dein Business einsetzt.

Dazu ist es wichtig, dich richtig kennenzulernen. Persönlichkeitsbildung und Erkenntnisse über dein eigenes Leben sind der Schlüssel. Mir hat dabei die Arbeit mit meiner Seelenmentorin Sylvia Annett Bräuning (du liest mehr von ihr in ihrem Kapitel „Seelen- & Energiebewusstsein = Freude & Erfolg“), sehr geholfen, meinen Weg zu finden und mein Human Design Reading 2022. Was Letzteres kann, beschreibt Sabine Sobotka ihrem Kapitel „Business by Design – mit Human Design zu natürlichem Berufserfolg“.

Beispiele von mir, was es bedeutet, Intuition im Business zu leben:

Seit Jahren mache ich intuitives Social-Media-Marketing, mit einem Ziel für jede Plattform, doch keinem Redaktionsplan. Einmal im Jahr schau ich mir die Gesamtstrategie an. Für meinen Content gibt es eine Ideensammlung an Themen, die ich dann jederzeit „aus dem Bauch“ heraus setze.

Bei der Auswahl der Kleidung entscheide ich nie am Abend vorher, was ich morgen oder zum nächsten Bühnenauftritt anziehe. Meine Intuition sagt mir im jeweiligen Moment, worin ich mich gerade wohlfühle.

Bei der Auswahl von Kooperationspartnerinnen, Geschäftspartnerinnen und Teammitgliedern geh ich zuerst strategisch vor und hole mir Angebote, Referenzen und Erfahrungen ein. Doch die letztendliche Entscheidung trifft mein Bauchgefühl. Ich habe da aktuell ein schönes Beispiel, das mir erneut bestätigt, wie man sich „mit dem Kopf" irren kann.

Für meinen Podcast hatte ich eine VA (Virtuelle Assistentin) gesucht, die ihn komplett technisch und redaktionell betreut. Nach den über 20 Bewerbungen habe ich mir drei zum persönlichen Interview via Zoom eingeladen, wobei die Entscheidung eigentlich schon feststand. Jedoch änderte sich das dann durch die Gespräche und ich entschied mich für eine VA, bei der ich erst Fragezeichen in Bezug auf ihr fachliches Können im Kopf hatte, mit der es aber menschlich sehr gut passt.

Gern lasse ich auch Astrologie und Spiritualität in mein Business einfließen. Ein Beispiel dazu: Für wichtige Projekte, Buchveröffentlichungen und Launch-Events lasse ich vorab von Expertinnen, wie z. B. Eva Laspas, den Maja-Kalender checken und beachte Portaltage und Mondphasen.

Persönlich glaube ich nicht an Zufälle. Alles, was zusammenkommen soll, tut das. Es fällt uns zu, was bestimmt ist. Im Business sowie bei deinen Netzwerkaktivitäten spielt Karma eine große Rolle. Sei bereit zu geben und habe keine Erwartung, dass du sofort etwas zurückbekommst. Geh ins Vertrauen, es kommt zu dir zurück, wenn auch nicht immer auf direktem Weg.

Es gibt viele hilfreiche Möglichkeiten, dein Business noch erfolgreicher zu machen. Suche dir eine aus, die für dich gut passt, und probiere sie einige Jahre aus.

Hör endlich auf, dir selbst im Weg zu stehen.

Deine Ziele und Visionen

Ohne Ziel kein Ankommen.

1) Was sind Ziele?

Ziele sollten SMART sein.

S = spezifisch, genau
M = messbar
A = attraktiv, motivierend
R = realistisch
T = terminiert

Du siehst, es gibt nicht *die* Ziele. Es sollen unbedingt *deine* sein, die du dir selbst setzt.

Nimm dir mindestens einmal im Jahr, besser jedes Halbjahr, Zeit, um Ziele zu definieren. Sie müssen zu dir und deiner Lebenssituation passen. Berücksichtige dabei alle Rollen und Lebensbereiche, die du ausfüllen möchtest.

Welche Rollen können das sein?

Unternehmerin, Mutter, Tochter, Schwester, Freundin, Ehefrau, Partnerin, pflegende Angehörige, Nachbarin, Oma, Hundemama, Katzenmama, Vereinsmitglied, Netzwerkerin, Arbeitgeberin, Geschäftspartnerin ...

Prüfe, welche Rollen du erfüllen möchtest, priorisiere sie und plane deine Ziele unter Berücksichtigung der jeweiligen Situation.

Meine Rollen sind aktuell:

- *„die Unternehmerin"*
- *Alleinerziehende Hundemama*
- *Mutter von zwei erwachsenen Kindern*
- *Oma von zwei Enkelinnen*
- *Tochter*
- *Mentorin*
- *Kundin*
- *Angehörige von einem pflegebedürftigen Vater*
- *Schwester*
- *Freundin*
- *Nachbarin*
- *Arbeitgeberin*
- *Geschäftspartnerin*
- *Auftraggeberin für Dienstleister*
- *Charitypartnerin*
- *Mieterin*
- *Frau*
- *Franchisegeberin*
- *Markeninhaberin*
- *Managerin*

Die Reihenfolge oben hat nichts mit den Prioritäten zu tun. Diese ändern sich bei mir täglich. Ich bin hochsensible Scannerpersönlichkeit, die viele Rollen parallel lebt.

Welche Lebensbereiche sind zu berücksichtigen?

Es gibt die „acht Säulen des Lebens". Beim Erreichen deiner Ziele solltest du sie alle bedenken und ebenso Prioritäten setzen. Achte dabei darauf, wo du selber gut organisiert bist und wo du Unterstützung brauchst.

- Gesundheit
- Business
- Finanzen
- Persönlichkeit
- Sinn
- Familie
- Partnerschaft
- Lebensfreude

Ich erzähle dir, wie es gerade bei mir ist (Stand Juni 2023):

*Für meine **Gesundheit** bin ich dankbar. Mein Arzt sagt immer: „Mit Ihnen kann man kein Geld verdienen." Ich gehe regelmäßig zu Vorsorgeuntersuchungen, die ich als wichtig empfinde, ernähre mich gesund, bewege mich und nutze bei Bedarf alternative Heilmethoden.*

*Mein **Business** ist stabil und nachhaltig aufgebaut, doch mehr geht immer. Das hat bei mir jedes Jahr Priorität.*

*Meine **Persönlichkeit** kenne ich sehr gut. Besonders geprägt haben mich in der Persönlichkeitsentwicklung mei-*

ne Krisen. Ich bin mir meiner Selbst bewusst, daher gibt es in diesem Bereich gerade keinen Handlungsbedarf.

Meine **Finanzen** *sind so, dass ich genau das Leben führen kann, das ich mir wün*sche. Da immer dranzubleiben, ist mir wichtig. Mein Business ist aktuell die einzige Einnahmequelle.

Den ***Sinn*** *des Lebens habe ich gefunden und bin dankbar, glücklich und erfüllt, dass ich genauso leben darf, wie ich es tue. Selbstbestimmt. Meine Aufgabe ist: Frauen dabei zu unterstützen, auch für sich dieses Ziel zu erreichen.*

Familie *ist mir äußerst wichtig. Ein Grund, warum ich nach 22 Jahren unterwegs sein im April 2023 wieder in die Heimat gezogen bin. Ich verbringe viel Zeit mit meiner Familie, die erste Priorität haben beide Enkelinnen. Zur Familie gehören bei mir auch immer Tiere. Aktuell bin ich alleinerziehende Hundemama von Paul, einem Havaneser, er ist 10 Jahre alt.*

Eine ***Partnerschaft*** *hat bei mir auf jeden Fall Priorität, auch wenn ich glückliche Single bin, möchte ich langfristig schon wieder in einer harmonischen und erfüllten Beziehung leben. Ich bin jedoch nicht auf der Suche und der Meinung, „der Prinz" wird kommen, wenn es so weit ist.*

Meine ***Lebensfreude*** *kann mir keiner nehmen. Ich bin ein sehr positiv denkender Mensch, eine Chancendenkerin und lebe mein Leben voller Freude und Dankbarkeit.*

Definiere deine Ziele:

- Kurzfristige, z. B. für das kommende Jahr
- Breche diese in Teilziele runter, z. B. jeden Monat
- Mittelfristige, z. B. für 3 Jahre
- Langfristige, z. B. für 5–10 Jahre

Ohne Ziele kein Angekommen sein.

2) Was sind Visionen?

Das sind Wünsche und Träume, die du dir erfüllst, sobald du die persönlichen Ziele erreichst.

Kennst du deine Wünsche und Träume? Lebst du sie schon? Oder verschiebst du es immer wieder auf morgen?

Ich bin ein großer Fan davon, seine Visionen zu visualisieren, und habe daher Julia in mein Buch eingeladen, damit sie dich mit dem Vision Board inspiriert.

Deine Visionen sind dein Treibstoff.

Welche Wünsche und Träume möchtest du dir ermöglichen?

Notiere sie dir gleich. Erfolge brauchen Belohnungen und dürfen gefeiert werden. Wenn du deine Ziele erreichst: Was erfüllst du dir dann?

Hast du eine Löffelliste?

Du weißt nicht, was das ist? Wir verschieben das Leben unserer Träume oft auf morgen. Auf der sogenannten Löffelliste hältst du fest, was du bis zu deinem Ableben erleben möchtest. Da wir alle nicht wissen, wann dieser Moment kommen wird, lade ich dich ein, schreib dir jetzt diese Liste und beginne heute damit, die Punkte darauf zu verwirklichen. Als Verstärker kannst du sie auf einem Vision Board visualisieren. Die Erfahrungen meiner Kundinnen besagen: „Wenn du deine Visionen täglich präsent hast, werden sie sich schneller erfüllen."

3) Dein WARUM ist dein innerer Motor

Damit meine ich: Weißt du, warum du tust, was tust? Ist dir bewusst, weswegen du ein Business aufbauen möchtest? Nur, wenn du den Grund kennst, wirst du in herausfordernden Zeiten durchhalten.

Was ist dein WARUM?

Wenn ich meine Mentees nach ihrem Warum frage, kommen meist Antworten wie: „Weil ich Frauen unterstützen möchte." Dann hake ich nach: „Warum willst du das wirklich tun?"

Hinterfrage also das Warum dahinter, gehe bis in die Tiefe. Dabei frage dich:

- Was *genau* willst du für die anderen bewirken?
- Welchen *gesellschaftlichen* Beitrag möchtest du leisten?
- Aber auch: Wonach strebst du für dich selber?
- Was ist *dein* persönlicher Antreiber?

Botschaft für dich: Betrachte immer wieder neu, was ist wirklich dein WARUM? Hat es sich geändert?

Ich erzähle dir mein Warum:

Ich selbst unterstütze Frauen in verschiedenen Bereichen. Zum Beispiel, sich besser zu vernetzen, sichtbarer zu werden, ihr eigenes Buch zu veröffentlichen, mehr Kunden anzuziehen usw. Ich könnte dir noch viele weitere Themenbereiche aufzählen. Doch mein WARUM ist: Ich möchte, dass jede Frau auf der Welt genau das Leben führen kann, das sie sich wünscht.

Mein WARUM für mich persönlich?

Ich hätte noch vor fünf Jahren auf diese Frage geantwortet: „Ich möchte gern mit meinen beiden Unternehmen eine Million Umsatz aufbauen.“ Dann habe ich mich intensiv mit der Definition beschäftigt, und sie hat sich verändert.

Heute antworte ich: „Ich möchte ein erfülltes, selbstbestimmtes und glückliches Leben führen. Dazu braucht es keine Million Umsatz, denn ich kann mir mein Traumleben auch ohne ermöglichen. Seit einem Jahr fühle ich mich AN-

GEKOMMEN. Jährlich schaue ich erneut hin, ob sich etwas verändert hat. Stand heute: Es soll genau so bleiben, wie es ist. Nein, stimmt nicht: Ein neuer Partner darf gern in mein Leben kommen."

Begib dich schon in das Gefühl, dass du spürst, wenn du deine Ziele erreicht hast und deine Träume lebst. Ich lade dich ein, schreibe gleich deinen **Zukunftsbrief**:

- Was erzählst du mir, wenn wir uns heute in fünf Jahren treffen?
- Wie geht es dir, deinem Business, wie lebst du und welche Wünsche und Träume hast du dir schon erfüllt?

Nur das, was du dir heute vorstellen kannst, wird Realität werden.

Ich erzähle dir von meinem Zukunftsbrief:

***In 5 Jahren** lebe ich mit meinem geliebten Partner in einem Haus am Meer. Ich schlafe in seinen Armen bei Wellenrauschen ein, und morgens werde ich mit einem vollwertigen Frühstück auf dem Balkon mit Meerblick überrascht. Wir bereisen gemeinsam die Welt. Sind gesund und vital. Paul, mein Hund, ist unser treuer Begleiter. In einem großen Garten freut er sich seines stolzen Hundealters.*

Einmal im Vierteljahr besuchen wir meine Familie, wo ich immer noch eine Zweitwohnung habe. Wir genießen je-

den Tag, kochen und tanzen zusammen. Mein Mentoring unterstützt Frauen auf ihrem Weg, in ein erfülltes, selbstbestimmtes und glückliches Leben zu kommen, und ich wirke pro Woche einen Tag dafür. Ich habe dann insgesamt bei 25 Büchern mitgewirkt. Meine Unternehmensmarke habe ich in gute Hände gegeben. Außerdem bin ich weiterhin Seniorbotschafterin der Marke W.I.N Women in Network®, engagiere mich bei sozialen Frauen-Projekten und werde für spezielle Bühnen gebucht, die ich nur annehme, wenn sie in unsere Reisepläne passen.

Ich bin schon gespannt, was du in deinem Brief „In fünf Jahren" erzählst. Du darfst ihn mir gerne senden. Ich bewahre ihn für dich auf und wir sprechen uns zu dem von dir benannten Datum.

Große Träume in die Wirklichkeit bringen

Von Julia Loder

Denke zurück an deinen Businessplan. Du hast dich monatelang fokussiert mit der Ausarbeitung beschäftigt. Dann kam der Moment, an dem du genau wusstest, so darf es laufen. Erinnerst du dich an Fokus und Flow? Dieses Gefühl kannst du tatsächlich potenzieren. Und auf weitere Lebensbereiche ausdehnen: berufliche Ziele, private Ambitionen, gesunde Lebensweise, langes Liebesglück oder innere Berufung.

Du fragst dich, wie das funktioniert?

Starte mit deinem eigenen Vision Board! Dabei geht es um mehr, als *nur* eine schicke Collage mit Wünschen auf einem Fotokarton passend zur Einrichtung im Zuhause zu gestalten. Mit professioneller Anleitung sind sie Wegweiser und Unterstützer. Sie geben Fokus, wenn sich Ereignisse überschlagen. Oder auf sich warten lassen. Der tägliche Blick auf das Vision Board hilft, deine Ziele im Unterbewusstsein zu verankern und stärkt dein positives Mindset. Es ist wie ein Kompass, nach dem du dich jeden Tag aufs Neue ausrichtest.

Wie gestaltest du ein Vision Board?

Im Internet findest du Anleitungen, wie du es selbst analog auf einem Fotokarton oder digital in einer App erstel-

len kannst. Wobei sich während meiner langjährigen Erfahrung mit über 120 Teilnehmer*innen als Vision-Board-Begleiterin gezeigt hat, dass die Kraft eines analogen Boards deutlich höher ist als die eines digitalen.

Was du für ein analoges Vision Board brauchst:

- 3 bis 5 alte Illustrierte,
- Kleber und Schere,
- ein authentisches Foto von dir (bis zu 10×15 cm)
- ein Fotokarton-Bogen in deiner Lieblingsfarbe (am besten in 50×70 cm)
- einen freien Vormittag, Nachmittag oder Abend für dich

Nun suchst du Bilder, Deko und anderes, die dem entsprechen, was du dir wünschst. Danach wirst du kreativ und schnipselst, visionierst und klebst.

Die Herausforderung ist dann, die richtige Botschaft für dich herauszuarbeiten. Auch kann es passieren, dass alle Lebensbereiche auf dem Board gut dargestellt sind, aber die Essenz des Ganzen noch nicht in Einklang bringen. Das geht besser in der Gruppe oder gemeinsam mit mir, wo ich Zusammenhänge und das Fazit ganzheitlich erkenne und verstehe.

Ich bin jedes Mal fasziniert und dankbar, wenn Teilnehmer*innen meiner Workshops von ihren Erfolgsgeschichten berichten. Vieles hat sich realisiert: neue Beziehungen, langersehnte Ziele von Projekten oder Reisen, die

lange nicht möglich schienen ... Dieses Wahrwerden der Visionen ist wirklich ein mitreißender Prozess, der bereits beim Start eines Vision Boards losgeht.

Loslegen nach dem Loder-Prinzip: Intuitiv vom Herz aufs Board

Im Grunde ist es leichter, als du denkst, darum ermuntere ich dich: Starte einfach los! Wenn du nicht weiterkommst, Fragen hast oder ein professionelles Reading möchtest, melde dich gerne bei mir. Außerdem gebe ich Tipps für die Umsetzung im Alltag.

Julia Loder

www.julia-loder.de

Das Fundament deines Business

1) Deine Persönlichkeit zählt

Du bist die zentrale Person in deinem Unternehmen. Sei authentisch und echt. Verstecke dich nicht. Du bist wichtig, denn Menschen kaufen von Menschen, und zwar Lösungen. Deine Persönlichkeit ist der bedeutendste USP[3] bzw. das Alleinstellungsmerkmal deines Business. Wenn du dir dessen bewusst bist, wirst du nie Angst vor Mitbewerbern haben.

Erarbeite jetzt für dich:

- Was macht dich als Person einzigartig?
- Was sind deine wichtigsten 10 Werte?
- Was kannst du besonders gut?
- Was schätzen Freunde an dir?
- Welche Macken hast du?

Wenn du das für dich ausführlich erarbeitet hast, frage dein Umfeld, denn Selbst- und Fremdwahrnehmung unterscheiden sich oft und Frauen tragen meist zu wenig dick auf. So hast du eine eigene Perspektive *und* den Blick von außen. Im besten Fall ist es eine Bestätigung für dich.

Zum Abschluss schreibst du dir eine Kurzfassung auf, was Menschen unbedingt wissen sollen, bevor du mit ihnen

[3] „Unique Selling Point" oder auch „Unique Selling Proposition"

arbeitest. Traue dich, das zu kommunizieren, denn so wirst du stets deine Lieblingskunden anziehen. Und das bringt Freude und Leichtigkeit ins Leben.

Was macht Petra Polk einzigartig?

Sie traut sich, die Sachlage beim Namen zu nennen, findet bei ihren Kunden schnell die Stellschrauben und hat Lösungen zur Hand. Bei ihr gibt es keine rosa Schleifchen. Petra ist klar und direkt. Mit Leichtigkeit, Freude und Empathie teilt sie mit ihren Mentees ihre Erfahrungen, ihr Wissen und ihr Netzwerk. Ideen sprudeln nur so aus ihr heraus. Ihre wichtigsten Werte sind: Pünktlichkeit, Wertschätzung und Loyalität.

2) Deine klare Positionierung schafft Anziehung

Du kannst nur gebucht werden, deine Produkte können nur gekauft werden, wenn die Welt davon weiß. Aus dem Grund empfehle ich dir eine klare Positionierung für dich und/oder dein Produkt. Du siehst, hier darfst du unterscheiden, in welcher Branche du tätig bist.

Stell dir folgende Fragen:

- Was macht dein Produkt oder deine Dienstleistung einzigartig?
- Für welches Thema steht dein Business?
- Welches Problem löst du?
- Welchen Engpass haben deine Kunden?
- Welche Lösungen bietest du an?

Klarheit spielt in allen Bereichen deines Businessaufbaus eine große Rolle. Wenn du diese Punkte für dich ausführlich ausgearbeitet hast, schreibe die Essenz deiner Positionierung auf, denn in Gesprächen hast du oft nur wenig Zeit, deine Botschaft zu vermitteln. Ich empfehle dir, es in einem Satz kommunizieren zu können.

Wie ist Petra Polk positioniert?

- *Kurzform: Mentorin für weiblichen Erfolg im Business*

- *Ausführlicher: Sie ist Mentorin, Speakerin, Autorin, Verlegerin und Unternehmerin. Petra unterstützt in ihren Mentorings Frauen dabei, sich ein erfolgreiches Business aufzubauen und begleitet Unternehmenswachstum, was ihnen die Freiheit für ein selbstbestimmtes, sinnerfülltes Leben und Wirken ermöglicht. Als Speakerin wird sie für Kongresse, Messen und Events als Impulsgeberin zu den Themen Marketing, Verkauf, Netzwerken und Unternehmertum gebucht.*

3) Mach deine Zielgruppe spitz

Persönlich sehe ich eine klar und spitz definierte Zielgruppe als wichtigsten Schlüssel für Erfolg im Business. Seit vielen Jahren empfehle ich meinen Kundinnen die *EKS* – „engpasskonzentrierte Strategie“ anzuwenden. Ich nenne sie „die *Espressotassenstrategie*“.

Wenn deine Zielgruppe so breit ist, dass du „eine bauchige Milchkaffeetasse“ benötigst, oder sogar etliche, weil

du der Meinung bist: „Das brauchen alle“, dann ändere das. Je eher du bereit bist, deine Zielgruppe spitz zu machen, desto mehr wirst du durch Sogwirkung deine Wunschkunden erreichen. Wer alle möchte, bekommt keinen. Hab dabei keine Angst auf Verzicht!

Ich mach dir ein Beispiel: Angenommen, du hast ein Produkt, das uns gesünder macht, dann hast du recht, alle wollen und brauchen Gesundheit. Doch stell dir folgende Frage: Mit wem möchtest du am liebsten arbeiten? Sind es Kinder, Unternehmer oder Senioren? Für jede dieser Zielgruppe wirst du eine andere Marketingstrategie benötigen und genau das bringt große Herausforderungen mit sich. Wenn du dich entscheidest, dass deine Kunden Mütter zwischen 20 und 40 sind, die mindestens ein Kind haben, hast du es schon exakter definiert. Du wirst allerdings sehen, das ist immer noch nicht eindeutig genug.

Ich empfehle dir, eine Checkliste für deinen Wunschkunden auszuarbeiten und regelmäßig genauer zu definieren. Ja, es ist eine „never ending Story“ – sprich, es hört nie auf.

Definiere jetzt detailliert deinen Wunschkunden und notiere dir deine Tätigkeit auch in Kurzform für die Kommunikation nach außen.

Nachdem du genau weißt, wer dein Lieblingskunde ist, mach dir Gedanken zu folgenden Punkten:

- Wo hält sich dein Wunschkunde/ deine Wunschkundin auf?
- Wo wirst du ihn/sie mit deinem Marketing erreichen?
- Wer hat noch deine Zielgruppe?

Was sind Petras Lieblingskunden?

Deutschsprachige Frauen zwischen 30 und 60, die bereit sind für Veränderungen. Frauen, die ein neues Business starten, ihr bestehendes ausbauen möchten oder sich Wachstum in ihrer Persönlichkeit und ihrem Unternehmen wünschen. Um ein selbstbestimmtes, erfülltes und glückliches Leben zu führen.

4) Dein Angebot

Auf folgende Fragen solltest du antworten können, wenn ich dich nachts um vier Uhr wecke:

- Was kann ich bei dir kaufen?
- Wie kann ich mit dir zusammenarbeiten?

Aus Erfahrungen bei der Arbeit mit meinen Wunschkundinnen ist hier die Antwort oft schwammig. Frag dich daher und verschaffe dir Klarheit:

- Was ist dein Angebot?
- Welche Pakete möchtest du verkaufen?

- Wie kann man mit dir zusammenarbeiten?
- Was sind deine Produkte oder Dienstleistungen?

Jetzt kommt es auf dein Business und die Branche an, was du als Angebot erstellst und wie du es verkaufen möchtest.

Grundsätzlich empfehle ich dir, mindestens drei Produkt- oder Dienstleistungspakete zu haben, denn unsere Kunden wählen gern aus. Wir nennen das *„Produkttreppe"*.

Beispiel für einen Coach:

Miniprodukt:

Dein kleinstes Produkt ist zum Kennenlernen und Vertrauen aufbauen. Das wird auch „Miniprodukt" oder „Teaser"[4] genannt. Ein Workshop, ein E-Book, ein Buch – erschaffe etwas, was auf deine Angebote einzahlt.

Dabei empfehle ich dir, so günstig wie möglich zu sein, sodass es sich für dich gut anfühlt. Dieses Basisprodukt solltest du über die Quantität kalkulieren. Wenn es ein automatisiertes Produkt ist, hast du den Zeitaufwand nur einmal und kannst es tausendfach verkaufen.

Ich persönlich sehe es als Marketingmaßnahme und integriere es nicht in die 3er-Produktstrategie. Es ist aus meiner Sicht die Alternative eines kostenlosen Angebotes, nur dass es andere Menschengruppen anzieht. Mehr dazu in Kapitel sieben: „Fruchtendes Marketing".

---

[4] Lockmittel

Danach kommen die eigentlichen Produkte, zum Beispiel:

- Mentoring für einen Monat im 1:1
- Mentoring für 3 Monate im 1:1
- Mentoring für 6 Monate im 1:1

Bei diesen drei Paketen kalkulierst du jeweils den Zeitaufwand der Vorbereitungs- und Betreuungszeit mit einem „internen" Stundensatz, den du aber nicht nach außen kommunizierst. Die Kundin bekommt nur den Endpreis genannt.

Nehmen wir ein Beispiel für Produkte:

Angenommen, du bist Schmuckdesignerin und stellst Unikate her. Dann variierst du mit deinen Stücken (Anhänger, Kette, Ohrringe, Armband und Ring) und deren Kollektionen. Du bietest kleine Sets an, wo nur zwei Schmuckstücke drinnen sind, mittlere mit drei und große, wo alle Teile enthalten sind, die es aus jeder Serie gibt. Dabei musst du noch die Materialien kalkulieren. Goldprodukte mit 900 Karat Gold kosten mehr als Silberprodukte.

Für die Kalkulation der Produkte ist wichtig: Materialkosten, Arbeitsaufwand, Gewinn und Versand. Das Honorar für die Arbeitszeit legst du selbst fest. Beachte bitte auch deine *gesamten* Ausgaben wie zum Beispiel Raummiete, Steuern, KFZ-Kosten, Marketing usw.

Wichtig ist: Beginne gleich korrekt! Verkaufe dein Angebot nach außen hin nicht stundenweise. Ich empfehle dir, so-

fort mit Paketen zu starten. Dann machst du Erfahrungen mit deiner Planung und optimierst sie später, wobei du dich am Markt orientierst.

Die Strategie mit den Dreierpaketen ist verkaufspsychologisch erprobt. Kunden wählen zu 80 Prozent das mittlere Paket. Sprich, das, was du am meisten verkaufen möchtest, gehört in die Mitte.

Wenn Kundinnen neu zu mir kommen, wollen sie es nicht glauben, doch oft bekomme ich schon nach kurzer Zeit einen Anruf: „Petra, du hattest recht, es funktioniert wirklich."

Wie du die Produkttreppe in deine Marketingstrategie einbettest, erfährst du im Kapitel sieben: „Fruchtendes Marketing".

Wie sieht die Produkttreppe bei Petra Polk zum Zeitpunkt der Entstehung dieses Buches aus?

Ich *biete immer wieder Miniprodukte an, aktuell sind diese aber nicht automatisiert, sondern Online-Minikurse, bei denen ich selber den Kurs leite. Die Preise dafür liegen zwischen 9 und 47 Euro.*

Mentoring-Pakete by PP

Nachdem ich mit meiner Kundin abgeklärt habe, welches Ziel sie erreichen möchte, empfehle ich ihr eine ungefähre Dauer des Mentorings – auf Basis meiner langjährigen Erfahrung. Dazu biete ich drei Pakete mit einem Fixpreis an.

Für mich kalkuliere ich die Aufwände mit meinem internen Stundensatz:

Das kleinste Paket im „1:1 Mentoring" geht über 3 Monate, das Honorar richtet sich nach der Zeitspanne, die die Kundin mit mir arbeitet. Bei 90 Minuten im Monat sind das für drei Monate 2.700 €. Je Ziel kann sie aber auch häufigere Beratungszeiten brauchen.

Das mittlere Paket geht über 6 Monate mit unterschiedlichen Stundenvarianten. Zum Beispiel: 6 Monate mit je 4 Stunden = 14.700 €.

Das große Paket läuft ein Jahr. Je nach Intensität der Zusammenarbeit, die sich wiederum nach ihrem Ziel richtet, kostet es zwischen 30.000 und 60.000 Euro.

Ich gestalte die Arbeit mit meinen Kundinnen persönlich, individuell und auf sie zugeschnitten. Zwischen den Terminen gibt es zusätzliche Betreuung meinerseits auf Zuruf und E-Mail-Support innerhalb von 48 Stunden über den gesamten Zeitraum der Zusammenarbeit. Daher habe ich für mich ein internes Stundenhonorar mit 600 €/h (Stand 2023) kalkuliert. Wenn wir uns live treffen, berechne ich alle dafür anfallenden Kosten meiner Kundin weiter. Zum Beispiel: Reisekosten und Reisezeit, Hotelkosten, Raumkosten.

Zusätzlich biete ich verschiedene Retreats, Bootcamps und Masterminds als Gruppenprogramm zwischen sechs und zwölf Teilnehmerinnen an. Hier kalkuliere ich den gesamten Zeitaufwand und teile ihn durch die Mindestteilnehmerzahl.

5) Dein Honorar/deine Preise

Wenn du weißt, was du anbieten möchtest, geht es im nächsten Schritt darum, zu klären, was dein Angebot kosten soll.

Kennst du den Spruch: „Über Geld spricht Frau nicht“? Streiche ihn bitte sofort aus dem Gedächtnis, denn sonst brauchst du dir kein eigenes Business aufzubauen.

Geld ist Energie. Deine Preise/Honorare sind der Energieausgleich für deine Leistung. Für die Lösung, die du deinem Kunden bietest. Ob du das bekommst, was du dir wert bist, steht eng im Zusammenhang mit:

- Selbstwertschätzung
- Selbstliebe
- Klarheit in deiner Persönlichkeit

Wir allein bestimmen, was wir uns wert sind.

Meine Kundin Elizabeth hat gleich nach dem ersten Meeting der Mastermind S.I.N.N ihre Preise erhöht, mich dann angerufen und gesagt: „Ja, es hat funktioniert. Die Kunden sind bereit, mir ein höheres Honorar zu zahlen.“

Wie kalkulierst du deine Preise?

Bei Dienstleistungen, Beratungen, Coachings empfehle ich, dir den kompletten Zeitaufwand mit dem von dir festgelegten internen Stundensatz zu multiplizieren. Sind es

Gruppen, dann teilst du durch die Anzahl der Mindestteilnehmer.

Jetzt fragst du: „Wie lege ich mein Honorar fest?“ Da gibt es viele Wege. Fühle dich völlig frei dabei und schau, was bist du dir wert. Wichtig ist in jedem Fall, dass das hereinkommt, was du brauchst, damit dein Business sich selber *und* dein Leben finanziert.

Dazu definierst du vorab, wie viel deiner kostbaren Lebenszeit du ins Unternehmen investieren und wie viel Geld du am Ende des Monats auf dem Konto haben möchtest. Beachte dabei alle Ausgaben wie Steuern, Versicherungen, Tools, Löhne usw.

Ich mache dir ein Beispiel:

Du hast noch keine Mitarbeiter und arbeitest jede Woche 40 Stunden – 20 *in*, 20 *an* deinem Business. Willst du 5.000 € Gewinn haben, musst du rund 10.000 € Umsatz im Monat erwirtschaften.

Achtung: Viele machen den Fehler, dass sie die Stunden, die sie *am* Business arbeiten (Marketing, Kooperationsgespräche, Netzwerkveranstaltungen etc.) nicht in ihren Stundensatz einrechnen. Sie berechnen die Sätze wie Angestellte, was viel zu niedrig ist. Das Ergebnis: Sie bringen ihr Unternehmen um.

Sie rechnen so: 10.000 Euro durch 40 Stunden die Woche (160 pro Monat), sind 62,50 €/h. Das verrechnen sie wei-

ter und bedenken nicht, dass sie in Wirklichkeit ja nur 20 Stunden mit den Kunden arbeiten! Am Ende haben sie nur 5.000 € (62,5 × 80) Umsatz am Konto, rund 2.500 € Gewinn.

Korrekt gerechnet wird so: Du nimmst nur die Zeit, die du *tatsächlich* mit den Kunden arbeitest, damit dein Stundensatz passt. Also: 10.000 Euro durch 80 Stunden = 125 €/h, das ist dann dein „interner Stundensatz".

Das heißt aber nicht, dass du 20 Coachingstunden jede Woche *einzeln* verkaufst, sondern, dass du eine Basis hast, mit der du deine Produktpakete kalkulierst. Aus meiner Sicht ist es das geringstmögliche Honorar, für das du als Selbstständige arbeiten solltest. Weil es bedeutet, dass du 20 Stunden in der Woche für *deine Kunden* und 20 für *dein Business* da sein musst. Prüfe, ob du das wirklich willst!

Berechne jetzt deinen internen Stundensatz.

Eine weitere Perspektive ist, am Markt zu schauen, was deine Mitbewerber verlangen. Orientiere dich immer am höchsten Preis und überprüfe dennoch, ob es zu deinem gewünschten Zeitaufwand und Gewinn passt.

Zur Sicherheit erwähne ich es nochmal: Kennst du deine Einzigartigkeit, hast du keine *Mitbewerber* mehr!

Nun haben wir gemeinsam das Fundament deines Businesshauses beleuchtet und jetzt geht es in die Umset-

zung. Prüfe, welche von den fünf wichtigen Bausteinen von dir genau erarbeitet und/oder optimiert werden dürfen. Ich empfehle: Fahre mit dem Businessaufbau nicht fort, wenn in diesem Kapitel für dich noch Aufgaben warten, sondern schaffe dir erst hundertprozentige Klarheit in diesen fünf Punkten.

Als erfahrene Unternehmerin lege ich dir ans Herz, überprüfe mindestens *alle zwei Jahre* wieder genau dein Fundament, ob es noch zum jetzigen Business und zu dir passt oder ob du die Basis anpassen willst.

So mache ich das:

Ich selbst habe 2010 mit 129 €/h begonnen. Zuerst verkaufte ich Coachingstunden, danach Strategietage. Dann habe ich konsequent jedes Jahr mein Honorar um 20 Prozent angepasst, sodass ich heute (2023) mit 600 €/h kalkuliere, und zwar die gesamte Zeitspanne, die ich im Business arbeiten möchte. Daraus ergeben sich die Konditionen für Mastermind-Gruppen, Bootcamps und 1:1 Mentorings.

Da mir meine kostbare Lebenszeit wichtig ist und ich sie nicht nur mit Arbeit verbringen will, habe ich 2020 für mich festgelegt: Ich selbst möchte nur 28 Stunden in der Woche arbeiten, 14 Stunden in und 14 an meinem Business. Alle anderen Aufgaben delegiere ich an mein Team. Wobei bei der Kalkulation auch die Personalkosten zu berücksichtigen sind.

In meinem Blog findest du diesen Beitrag, der dich dabei unterstützen kann, dein Honorar zu kalkulieren:

Wenn du dir meine persönliche Begleitung in einem Mentoring wünschst, lass es mich wissen. Zuerst gibt es ein 30-Minuten-Lebenszeit-Call, wo wir uns kennenlernen und prüfen, wo du stehst, wo du hin möchtest und wie ich dich beim Erreichen deiner Ziele unterstützen kann.

Buche dir unter dieser E-Mail deinen Termin:

info@petrapolk.com

Netzwerken – deine tragendste Säule

Dein Netzwerk bestimmt deinen Erfolg.

Im vorigen Kapitel haben wir das Fundament deines Businesshauses erarbeitet. Nun geht es zu den Säulen.

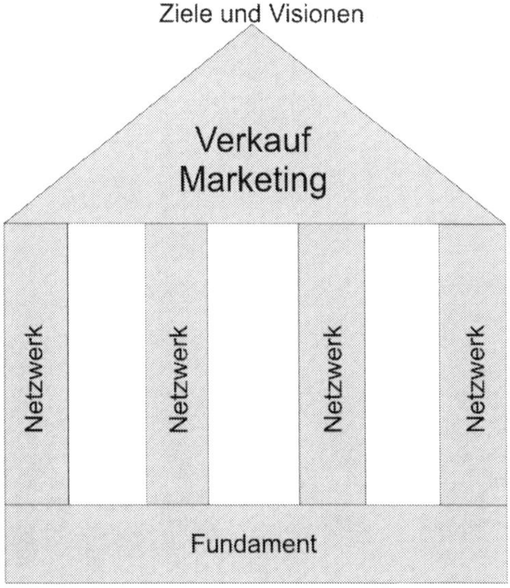

Die Grafik zeigt dir, dass dein Netzwerk die Säulen deines Business sind. Wenn du meine Story gelesen hast, weißt du, dass mein Schlüssel für ein erfolgreiches Business der Auf- und Ausbau meines persönlichen Netzwerks war und immer noch ist. Darum empfehle ich: Bau dir ein starkes

Netzwerk auf, pflege und erweitere es stetig. Du kannst nie gut genug vernetzt sein.

Ich persönlich bin der Meinung: Dein Netzwerk bestimmt zu über 60 Prozent deinen Erfolg. Gib ihm ab heute die dementsprechende Priorität! Und nicht nur, wenn du es brauchst oder du gerade nichts anderes zu tun hast. Baue deine Netzwerkaktivitäten als festen Bestandteil mit erhöhtem Stellenwert in deine Businessstrategie ein.

Was ist Netzwerken überhaupt?

In Kurzform: Netzwerken ist Beziehungsmanagement.

Für mich heißt das: Menschen kennenlernen, vertraut werden und die Beziehung ausbauen. Finde Gemeinsamkeiten, die euch verbinden. Du kennst das sicher: Du triffst eine dir unbekannte Person und hast sofort das Gefühl: Das passt super. Die Ursache dafür ist meist, dass ihr Parallelen habt, auch wenn ihr sie zu Beginn noch nicht kennt. Ich lade dich ein: Finde diese heraus.

Wie kann das gelingen? Folgende Fragen können dir dabei helfen, einen Menschen näher kennenzulernen:

- Was sind deine drei wichtigsten Werte?
- Welche Interessen hast du?
- Woher kommst du?
- Was sind deine Rituale?
- Welche Kontakte hast du? (Wen kennst du hier noch?)

- Wer ist dein Vorbild?
- Wie ist dein Lebensstil?

Tiefe Verbindungen aufbauen, das braucht echtes Interesse für Menschen, die dir begegnen. Dabei ist es egal, was dein Business ist. Beziehungen entstehen von Mensch zu Mensch. Und bei den Aktivitäten deines Netzwerksaufbaus wird es auch jemanden geben, bei dem die Chemie nicht passt. Das ist völlig ok. Du musst nicht alle lieben. Sei eine gute Zuhörerin, um mehr von anderen zu erfahren, die sich mit dir verbinden.

Nach dem Aufbau der Beziehung heißt es, in Kontakt zu bleiben. Dafür finde ich soziale Medien eine geniale Erfindung. Du lernst deine Bekanntschaften noch besser kennen, weißt, wo sie sich grade befinden, welche Themen sie beschäftigen und wie du sie unterstützen kannst. Geh immer wieder aktiv auf bestehende Bekannte zu und pflege die Beziehung zu ihnen.

Was ist Netzwerken nicht:

- Der Zielgruppe nachjagen.
- Deine Kontakte mit Angeboten „zuspammen".

Übrigens, Netzwerken ist für mich „Treffen in Person" und nicht von Account zu Account. Natürlich funktioniert das auch online, doch „in echt" ist es leichter. Ich hätte viele Menschen nie kennengelernt, wenn es die Online-Medien nicht geben würde. Meine Top-Empfehlungsgeber kenne

ich allerdings persönlich. Solche Kontakte vertiefen sich durch die emotionale Bindung.

Die 8 wichtigsten Strategien für deine Netzwerkaktivitäten

Kontakte sind Gold wert.

1) Vernetze dich ohne Wertung

- Wenn du einen neuen Kontakt knüpfst, frage nicht: Brauche ich ihn oder nicht?

Du kannst das aus drei Gründen nicht sofort beurteilen:

1. Du weißt nicht, wen der andere alles kennt. Hinter jeder Person stehen wieder mindestens 500 weitere.
2. Ob dein Netzwerk jetzt oder später diesen Kontakt benötigt.
3. Ob du ihn in ein paar Jahren brauchst.

Ich selbst habe erst 2010 verstanden, warum man ohne Wertung Kontakte knüpfen sollte. Meine Story mit Rosa hat mir die Augen geöffnet:

Rosa lernte ich 2010 bei einem Netzwerkevent im Münchner Osten kennen. Ihr Business war Energiearbeit. Sie sagte zu mir: „Petra, so ein Frauennetzwerk, wie du hast, (damals waren wir auf Vertrieb und Marketing spezialisiert), brauche ich nicht, da meine Kunden auf Empfehlung kommen."

Ich sagte: „Rosa, ich brauche auch keine zusätzliche Energie, denn ich habe schon so viel Power, mehr halten meine Kundinnen nicht aus. Aber lass uns in Kontakt bleiben." Das war dann nicht so leicht, sie hatte nur Telefon und Postadresse und war in keinem Social-Media-Kanal, den ich so gern zum Aufrechterhalten der Verbindung nutze. Doch ihre Freundin, eine Kundin von mir, beobachtete mein Wirken und erzählte es Rosa.

Im März 2011 rief mich die größte Münchner Tageszeitung, „Münchner Merkur", an und sagte: „Frau Polk, wir möchten mit Ihnen ein Interview machen." Vor lauter Freude vergaß ich zu fragen: „Wer hat mich empfohlen?"

Am 28. Juni erschien es. „Quote, Kinder, Karriere." Ich war megahappy, doch noch immer wusste ich nicht, wer mir diese Empfehlung ausgesprochen hatte. Zwei Wochen danach bekam ich Post. Ein großer brauner Briefumschlag und drin war mein Pressebeitrag, auf dem ein kleiner gelber Post-it klebte, auf dem stand: „Liebe Petra, ich hoffe, du bist mir nicht böse, dass ich deinen Kontakt an den Münchner Merkur gegeben habe. Liebe Grüße, Rosa."

Das meine ich mit „ohne Wertung": Woher sollte ich wissen, wen Rosa alles kennt?

Netzwerken heißt, offen zu sein für neue zwischenmenschliche Beziehungen. Meine Kundinnen fragen oft: „Soll ich mich mit jedem vernetzen?" Ja, vorausgesetzt, du hast das Gefühl, die Verbindung passt.

2) Netzwerke ohne Erwartung

Netzwerken heißt, Beziehung aufzubauen, für deine Community da zu sein und deinen Kontakten zu helfen. Dabei ist wichtig: Sprich Empfehlungen aus, ohne Gegenleistung zu erhoffen! Alle, die du aussprichst, werden zu dir zurückkommen, aber nicht immer auf dem direkten Weg. Geh ins Vertrauen, lass los und werde großzügige Empfehlungsgeberin.

3) Erzähl deinem Netzwerk, wie es dich unterstützen kann

Ja, das darfst du. Bist du eine großzügige Empfehlungsgeberin, wirst du nie wieder ein schlechtes Gewissen haben, wenn du selber darum bittest. Dazu ist es Grundvoraussetzung, dass du weißt, welche Empfehlungen du gerade jetzt für deine nächsten Schritte brauchst.

Immer wieder höre ich als Antwort auf meine Frage „Welche Empfehlung benötigst du gerade?“ – „Kunden.“ So wird es nicht funktionieren.

Erstens, weil es zu allgemein ist (z. B. welche Kunden genau?). Zweitens, Netzwerken ist keine Kundenakquise. Denke nicht kleinkariert, sondern größer. Nutze die Kraft der dritten Person.

An meiner Story erkennst du: Hätte ich Rosa zur Kundin haben wollen, wäre es nicht gelungen, aber mit dem Pressebeitrag haben tausende Menschen von mir erfahren.

Trau dich also, erzähl deinem Netzwerk, wie es dich beim Aufbau deines Business unterstützen kann. Bewerte dabei nicht, ob die Kontakte das leisten können, denn du weißt ja nie, mit wem sie bekannt sind.

4) Kenne deinen Elevator Pitch

Ja, das ist für viele eine große Herausforderung, doch ich möchte dir den Druck nehmen: Es gibt nicht *den* einen Pitch. Bleib flexibel und mach es dir leicht. Vor einigen Jahren habe ich die ABC-Strategie entwickelt, die es dir ermöglicht, einen Pitch abzurufen, der neugierig macht. In jeder Situation.

A = Anfang

Das Wichtigste ist: Er muss sofort faszinieren! Denn nur so erreichst du die Menschen.

Für einen interessanten Einstieg hast du unterschiedliche Möglichkeiten. Ich gebe dir drei Varianten an die Hand, die sich bei mir bewährt haben. Bitte nimm dir eine kreative Auszeit und finde für dich noch weitere.

- Ich persönlich nehme gern eine **rhetorische, provokative Frage** oder Behauptung, die gleich alle wachrüttelt.
- Eine *weitere von mir oft genutzte Variante* ist eine echte, **eigene Story.** Ein Beispiel ist meine „Rosa-Story“. Genauso kannst du aber auch eine deiner Kunden nehmen oder dir selbst eine Passende bauen. Mit ei-

ner Eigenen wirst du jedoch mehr punkten, denn diese erzählst du am überzeugendsten. Dein Publikum wird es dir danken, dass du ihm einen Blick auf dein Leben gewährst.

- Die *dritte Möglichkeit*, die ich gern nutze, wenn ich Vorträge zu Social-Media-Marketing oder zu Gendermarketing halte, ist: **große Zahlen**. Sie bringen die Zuhörer zum Staunen. Das hat den Effekt, dass sich alle denken: „Die hat ja echt Ahnung, worüber sie spricht!"

Ich empfehle, lege dir **unterschiedliche Einstiege** zurecht.

(Und du hast richtig gelesen: Den gleichen Aufbau haben meine Vorträge. **Ein Elevator Pitch ist ja auch ein Vortrag, ein KURZvortrag.** Sprich, wenn du Reden hältst, kannst du meine ABC-Strategie ebenso nutzen.)

B = Begehrlichkeit

Ich nenne diesen Teil gern den **Mittelteil**. Er lässt sich beliebig ausbauen, je nachdem, wie viel Zeit du hast.

Meine Empfehlung ist: Lege dir Pitches in verschiedenen Längen bereit. Von 10 Sekunden bis drei Minuten sollte einiges dabei sein. Die meistgenutzte Zeitdauer bei Vorstellungsrunden in Deutschland ist eine Minute, doch kaum jemandem gelingt es, diese Zeit einzuhalten.

Bei deinem Pitch ist weniger mehr. Je mehr du „rumlaberst", desto weniger machst du neugierig. Ich persönlich

schaffe es, mich in 20 Sekunden vorzustellen, denn ich bringe es gern auf den Punkt. Wenn du eine Minute Zeit hast, heißt das ja nicht, dass du die gesamte Zeit nutzen musst.

Im Mittelteil deines Pitches solltest du Antworten liefern:

- Was macht dich und dein Business einzigartig?
- Welches Problem löst du und wie fühlt sich dein Kunde, wenn er mit dir zusammenarbeitet?
- Welche Empfehlungen sollte dein Netzwerk dir aussprechen?

Menschen wünschen sich Lösungen und ein gutes Gefühl. Versetze dein Gegenüber im Mittelteil schon in eine solche Situation, dann wird er sich am Ende umso mehr angesprochen fühlen. Nutze bildhafte, emotionale Sprache und meide Negativwörter wie „vielleicht" und „hoffentlich".

C = Call to Action

Ohne Handlungsaufforderung solltest du grundsätzlich nie aus dem Gespräch gehen, denn deine Zuhörer fragen sich: „Und nun? Was soll ich jetzt damit anfangen? Was hat das mit mir zu tun?" Du kannst **direkt zu einer Handlung** auffordern oder eine Empfehlung aussprechen. Sage konkret, was sie jetzt tun können und wie sie mit dir näher in Kontakt kommen. Sieh deinen Elevator Pitch nur als **Türöffner**.

Ein wichtiger Aspekt bei deinem Pitch ist:

AAAA: **A**nders **a**ls **a**lle **A**nderen. Eine ausgefallene Lösung beschreibt dir Corina Puskaric in ihrem Kapitel „Elevator-Pitch in Gedichtform – ein einzigartiges Marketing-Tool“

5) Pflege dein Netzwerk

Ich werde oft gefragt: „Petra, wie schaffst du es, so viele Kontakte, wie du hast, zu pflegen?“ Kennst du das Pareto-Prinzip? Von 20 Prozent deiner Verbindungen wirst du 80 Prozent deiner Empfehlungen bekommen. Ja, so ist es! Was das für mich bedeutet? Ich richte meine Aufmerksamkeit auf diese 20 Prozent.

Je besser du vernetzt bist, je mehr Empfehlungen du aussprichst, desto mehr Menschen werden die Verbindung mit dir lieben. Wie schon erwähnt, machen Social-Media-Kanäle es uns leicht, Beziehungen zu pflegen, doch es geht immer noch ohne. Du bleibst mit ihnen über Telefonate, Videocalls, E-Mails, Briefe und natürlich durch persönliche Begegnungen in Kontakt. Ich selbst bin ein großer Fan von Messen und Kongressen, wo ich oft Personen wiedertreffe, die mich schon ewig beobachten. Oft kommen nach Vorträgen, die ich halte, Zuhörer*innen auf mich zu und sagen: „Ich folge Ihnen schon lange.“

Gib den wichtigsten Kontakten regelmäßig ein Update über dein Business und Leben, denn nur so können sie dir passende Empfehlungen aussprechen.

6) Hör nie auf, neue Kontakte zu knüpfen

Du kannst nie gut genug vernetzt sein. Erweitere täglich dein Netzwerk, um Menschen kennenzulernen. Geh regelmäßig aus dieser Netzwerkblase, um in einem benachbarten Teich zu fischen. Was meine ich damit? In deinem Umfeld kennt man dich. Um Reichweite zu steigern, empfehle ich dir, deine Komfortzone zu verlassen und ohne Wertung oder Vorstellung einmal völlig andere Kontakte zu knüpfen. Wie kannst du das machen? Geh auf eine Veranstaltung, wo du *niemanden* kennst.

Ich tue das gerne. Manchmal fragt man mich: „Was erwartest du vom Besuch dieses Kongresses?“ Und ich antworte: „Meine Erwartungshaltung ist in dem Fall nur: Neue Menschen treffen. Sonst nichts.“

Im Anschluss an ein Event heißt es oft: „Und, was hat es dir gebracht?“ „Ganz ehrlich“, antworte ich dann, „das kann ich jetzt noch nicht sagen, auf jeden Fall habe *ich* neue Bekanntschaften geschlossen, und *mich* haben sie auch kennengelernt. Empfehlungen von frischen Kontakten kommen meist erst nach Jahren.“

7) Sei zuverlässig und verbindlich

Melde dich nicht zu Netzwerkevents an, wenn du dann nicht erscheinst. Sagst du einer Empfehlung zu, kümmere dich auch um deren Erfüllung.

Gibst du dem Netzwerken Priorität, lasse nie wieder einen Kundentermin dazwischenkommen, wenn du dich zu einer Netzwerkveranstaltung angemeldet hast.

Von deinem Verhalten beim Netzwerken schließen die Menschen auf deine Zuverlässigkeit und Verbindlichkeit im Business. Ich selbst würde nie einen Auftrag an eine Netzwerkpartnerin geben, die unsere vereinbarten Termine nicht einhält. Auch kann ich sie nicht weiterempfehlen, denn ich stehe für jede Empfehlung mit meinem Namen.

8) Was kannst du tun, um Netzwerken aktiv für deinen Businesserfolg zu nutzen?

Täglich

- knüpfe einen neuen Kontakt.
- baue die Beziehungen aus.
- pflege deine bestehenden Kontakte und informiere sie über Veränderungen.
- sprich eine Empfehlung aus.
- erzähle deinem Netzwerk, wie sie deinen Businessaufbau unterstützen können.

Das hört nie auf. Ich bin jetzt 21 Jahre Unternehmerin und lebe das heute immer noch so. Da du dieses Buch liest, freue ich mich, wenn *du* dich mit mir verbindest. Ich mag es, meine Leserinnen persönlich zu kennen.

Wenn du dir noch mehr Informationen zum Netzwerken wünschst, besorge dir jetzt meine zwei Bestseller zum Thema:

„Like – so netzwerken Sie sich an die Spitze"

und „Erfolg mit Networking – Online und offline Kontakte (ver) knüpfen."

Informationen findest du im Bücherverzeichnis. Seit 2014 blogge ich zum Netzwerken:

Deine Kontakte von heute sind dein Business von Morgen.

Elevator-Pitch in Gedichtform – ein einzigartiges Marketing-Tool

Von Corina Puskaric

Wollen Sie Ihre Individualität und Expertise hervorheben?

Planen Sie, Ihre Begeisterung für Ihr Business auf andere zu übertragen und echten Bedarf zu wecken?

Sind Sie reif für maximalen Erfolg?

Wenn Sie auch nur eine dieser Fragen mit JA beantwortet haben, zeige ich Ihnen ein Werkzeug, das Sie dabei perfekt unterstützt: einen Elevator-Pitch in Reimform.

Warum ein Gedicht?

Eine Studie hat gezeigt, dass man ein Gedicht nicht nebenbei hören oder lesen kann, da zum Verstehen beide Gehirnhälften beansprucht werden. Mit einem Gedicht wird Ihre Botschaft wirklich gehört.

Wie funktioniert das in der Praxis?

Stellen Sie sich vor, Sie besuchen ein Netzwerktreffen. Die Vorstellungsrunde beginnt.

Der erste Teilnehmer steht auf ⇨ Mein Name ist ..., ich tue das ...

An Stelle 25 kommen Sie! Was sagen Sie?

Mal ehrlich: Haben Sie von den 24 vorangegangenen Teilnehmern noch im Kopf, wer was tut? Bei solch monotonen Abfolgen sind die Zuhörer gedanklich bereits mit anderem beschäftigt.

Mit einem Elevator-Pitch in Gedichtform entfachen Sie echtes Interesse bei Ihrem Gegenüber. Sie reißen Ihre Zuhörer aus den Gedanken und gewinnen deren volle Aufmerksamkeit.

Gedichte vereinen eine Vielzahl von Vorteilen:

Zunächst punkten Sie mit einem genialen Überraschungseffekt,
da sich ein Gedicht NICHT mit der Alltagssprache deckt.

Ihr Zuhörer wird neugierig und will wissen, wie es endet,
weshalb er seine ganze Aufmerksamkeit Ihnen zuwendet.

Immer wenn Sie Ihre Botschaft in einem Gedicht formulieren,
ist Ihr Zuhörer aufmerksam und wird sich zudem noch amüsieren.

Ihre Botschaft mit positiven Emotionen zu verbinden,
weckt echtes Interesse und grenzenloses Wohlbefinden.

Denn es braucht immer diesen Funken Emotionalität,
für den Stempel, den Sie möchten, und der heißt:
Priorität!

Gedichte können in jeder beliebigen Form geschrieben werden – rein informativ, mit einem Augenzwinkern, unterhaltsam, einfühlsam, lustig, etc. Deshalb kann jede Branche davon profitieren.

Wollen Sie sich weiter der monotonen Abfolge unterwerfen? Oder sind Sie bereit, zum roten Hut in der grauen Masse zu werden?

Dann nehmen Sie direkt Papier und Stift und werden Sie kreativ. Schreiben Sie die Kernpunkte Ihres Business auf und bilden Sie Reime daraus. Beliebte Einstiege in ein Gedicht sind:

- Sie denken, das Thema (...) ist bloß fader Kram,
  ziemlich langweilig und vielleicht auch lahm?
- Ein (...) Mensch hat viele Träume,
  auf dass er bloß keinen davon versäume.
- Termine, Meetings und andere Verpflichtungen,
  im Alltag haben sie oft schräge Gewichtungen.

Sie sind nicht zufrieden mit Ihrem Gedicht?

Ihr Erfolg liegt in der Qualität Ihrer Leistung, ein Pitch in Reimform ist Ihr ideales Präsentationstool. Es ist daher wichtig, dass der Pitch „sitzt". Gelingt das nicht, kontaktieren Sie mich gerne für Ihren perfekten Gedichte-Pitch.

Ich stamme aus einer sehr kreativen Familie. Schon immer wurden bei uns zu besonderen Gelegenheiten individuelle Gedichte verfasst oder Songtexte umgedichtet und präsentiert. Das Talent wurde mir sozusagen in die Wiege gelegt.

Corina Puskaric

www.die-gedichte-fee.de

Verkaufen geht heute anders

Keine Verkäufe, kein Umsatz und daher auch kein Unternehmen. Viele sagen, sie möchten nicht verkaufen – doch ohne geht es nicht, es ist der Motor deines Business. Da kannst du gleich wieder in die Hängematte einer Anstellung gehen.

In diesem Kapitel zeige ich, was Verkaufen in Wirklichkeit ist. So wird es dir leicht fallen, Umsatz zu machen.

Das NEIN hast du schon, hol dir das JA.

Was ist Verkaufen?

Es ist die Fähigkeit, Begehrlichkeit zu wecken und andere zu veranlassen, ihre Wünsche zu stillen. Es bedeutet, beim Einkaufen zu helfen.

Heutzutage gibt es mehr Möglichkeiten zu verkaufen als früher. Doch der Grundgedanke und manche Strategien gelten immer noch. Im Online-Business läuft es anders, jedoch funktionieren einige strategische Elemente bei mir schon seit 30 Jahren.

***Meine Verkaufskarriere** begann 1981 im Lebensmittel-Einzelhandel der DDR. Damals war vieles Mangelware, und man brauchte die Ware nur auszuhändigen. Im Gegenzug dazu gibt es heutzutage oft Überfluss. Die Meisten haben schon fast alles. Umso wichtiger ist es, dass wir Be-*

gehrlichkeit wecken. Menschen kaufen Emotionen. Sie wollen sich gut fühlen.

Nach dem Einzelhandel kam 1990 der Vertriebsaußendienst in der Lebensmittelbranche und das in der Marktwirtschaft, wo das Angebot größer war als die Nachfrage. Damals habe ich ohne Telefon, Internet oder Online-Shop verkauft. Es zählte der direkte Kontakt und meine Kunden haben per Brief bestellt, wenn ich nicht persönlich bei ihnen vorstellig wurde. Das ist jetzt für uns unvorstellbar, daran sieht man: Verkaufen geht heute anders.

Schon damals habe ich erkannt: 33 Prozent werden nie bei mir kaufen, 33 Prozent ab und zu, weil sie mich nicht enttäuschen möchten oder unbedingt dieses Produkt kennenlernen wollten. Und die restlichen 34 Prozent lieben mich und kaufen wegen mir, denn Menschen kaufen von Menschen.

Bei diesen Kunden lagen die fertig ausgefüllten Bestellformulare schon auf dem Schreibtisch, wenn ich zu den regelmäßigen Kundenbesuchen alle 6 Wochen kam, und sie waren immer offen, neue Produkte auszuprobieren. Mein Besuch war nur dafür da, die Beziehung zu pflegen. Sprich, gemeinsam Kaffee zu trinken und über Gott und die Welt zu plaudern. Da meine Kunden damals Metzgereien waren, gab es meist noch ein leckeres Mittagessen oder ein Wurstpaket.

Heute, im Jahr 2023, hast du weitaus mehr Möglichkeiten, mit Kunden und Interessenten in Kontakt zu bleiben

und für Angebote Begehrlichkeit zu wecken. Doch das Wichtigste dabei bist du mit deiner Persönlichkeit.

Kein Mensch kauft nur Produkt oder Dienstleistung. Er will das gute Gefühl, die Energie und das Ergebnis haben. Erfolgreicher Verkauf beruht auf menschlichen Beziehungen und Vertrauen.

Meine wichtigste Erfolgsstrategie beim Verkaufen ist:

Wer fragt, der führt. Wenn du die Fragen stellst, führst du das Gespräch. Das geht im Online-Business genauso wie im persönlichen Dialog.

Vertrauen verkauft.

Kommen wir zu den Chancen und Möglichkeiten heute. In dieser raschlebigen Zeit ändern sich die Umstände täglich – am besten, du abonnierst meine News by PP – da halte ich dich auf dem Laufenden:

Der wichtigste Punkt, den du klar haben musst, ist, dass du beim Verkaufsgespräch nicht nur Zusagen bekommst. Du wirst mehr Neins erhalten als Jas. Eine alte Verkäuferregel war, dass du auf acht Absagen zwei Kunden gewinnst. Je besser du wirst, desto höher deine Abschlussrate.

Heute sehe ich die Verteilung zwischen Markt und Kunden wie folgt:

- 50 Prozent werden nie bei uns kaufen, auch wenn sie zu unserem Produkt passen.
- 47 Prozent brauchen bis zum Kauf Zeit und viele Touchpoints für den Vertrauensaufbau.
- Drei Prozent bauen schnell Vertrauen auf und kaufen sofort.

Wenn du dir dessen bewusst bist, wirst du gut mit Neins umgehen können. Und ein jedes bringt dich näher zum nächsten Ja.

Grundsätzlich ist es von dir, deinem Angebot und deiner Zielgruppe abhängig, welche Verkaufswege bei dir Früchte tragen. Ein weiterer Umstand ist, ob du ein Online- oder Offline-Business hast.

Viele Wege führen nach Rom. Ich werde dir Beispiele und verschiedene Strategien aufzeigen. Sie entsprechen nicht der Vollständigkeit und beruhen auf meinen eigenen Erfahrungen, denn nur darüber kann ich schreiben.

Zudem ist es wichtig, dass du selber herausfindest, welche Verkaufsstrategien zu dir passen. Das wirst du am besten im Umsetzungsprozess merken. Probiere direkt aus, ob etwas gelingt. Und ich empfehle, immer wieder zu reflektieren, denn du entwickelst dich weiter und Markt sowie Möglichkeiten ändern sich.

1) Das persönliche Verkaufsgespräch

Menschen kaufen von Menschen.

Über Marketingaktivitäten wie Webseite, Social-Media-Marketing, Online-Terminkalender und weitere, ist jemand auf dein Angebot aufmerksam geworden und du bietest im nächsten Schritt ein Telefonat, einen Call[5] bzw. ein persönliches Gespräch an. So ähnlich ist es, wenn du eine Praxis oder ein Ladengeschäft hast, und der Interessent steht im Geschäft.

So führst du den Dialog, damit du dein Angebot verkaufst:

- Das erste Kaufsignal ist, sobald jemand mit dir in Kontakt tritt.

- **Small Talk:** Nun geht es darum, eine Beziehung aufzubauen. Wenn du es in dieser Phase schaffst, Gemeinsamkeiten zu finden und eure Werte gut zusammenpassen, baust du Vertrauen auf. Umso leichter wirst du dich in der Abschlussphase tun.

- **Bedarf erfragen:** Stelle offene Fragen. Diese beginnen mit „W" (Wann brauchst du ...? Wo ...? Wozu ...?).

[5] Ich nenne es „Call" – das kann per Zoom, Messanger, WhatsApp, ... sein.

Dein Gesprächspartner kann nicht nur mit Ja oder Nein antworten und kommt so in Redefluss.

- Sei eine gute **Zuhörerin**: Zwischen den gesprochenen Worten wird dir der potenzielle Kunde mitteilen, was er/sie *genau* möchte. Beachte: Dein Redeanteil beträgt nur etwa 20 Prozent. Wichtig für dich ist aktives Zuhören und besser das *Hinhören*.

- **Angebot unterbreiten:** Jetzt kommt es darauf an, ob du sofort mündlich eine Offerte stellen willst oder ob du im Anschluss eine schriftliche sendest. Wie du das machst, hängt vom jeweiligen Angebot und deinen Werten ab.

Hier drei Beispiele, wie Verkauf bei unterschiedlichen Produkten funktioniert:

- **Ladengeschäft:** Die Kundin sucht ein Geschenk für ihre Freundin, nun ist es dein Part, ihr aus dem Sortiment konkrete Vorschläge zu unterbreiten. Damit du den „Nagel auf den Kopf triffst", ist es nötig, vorher die richtigen Fragen zu stellen, um den Bedarf zu ermitteln.

- **Buchung einer Trainerin:** Ein Unternehmen möchte dich für einzelne Trainingstage innerhalb eines Jahres buchen. In diesem Fall empfehle ich dir, ein konkretes Angebot auszuarbeiten, es per Mail zu senden und direkt im Gespräch einen Folgetermin zu vereinbaren, bei dem ihr es besprecht. Damit du die Offerte schrei-

ben kannst, stellst du Fragen, um den exakten Bedarf zu kennen.

- **Mentoring,** wie es bei mir läuft. Je nachdem, wie du dir die Zusammenarbeit mit mir vorstellst, werde ich dir sofort ein Angebot unterbreiten, insbesondere, wenn gerade eine meiner Mastermind-Gruppen oder Bootcamps stattfinden. Ansonsten sende ich dir einen individuell auf dich zugeschnittenen Vorschlag.

In der Angebotsphase solltest du dir immer wieder Feedback einholen, ob du die gesamte Kommunikation korrekt verstehst. Dazu verwendest du geschlossene Fragen, die dein Interessent im besten Fall mit Ja beantwortet.

Beispiel:

- Habe ich Sie richtig verstanden?
- Hast du dir das so vorgestellt?
- Liegt das in deinem Budget?

In der Verkaufspsychologie nennen wir das: Jas einholen. Je mehr Jas du in dieser Phase des Verkaufsgespräches bekommst, desto sicherer ist später der Abschluss.

Abschluss: Nun stehst du am bedeutendsten Punkt. Trau dich, die Abschlussfrage zu stellen! Dabei gibt es viele verschiedene Möglichkeiten, doch wichtig ist: Frage!

Oft enden Gespräche ohne Verkauf, da sich der Verkäufer nicht traut, abzuschließen. In der Verkäufersprache sagt

man: Mach den Sack zu! Allerdings so, dass Verkäufer wie Kunde ein gutes Gefühl dabei haben.

Die Abschlussfrage ist eine geschlossene Frage, um dir das Ja einzuholen. Eine von mir gern gewählte Technik ist: die Alternativfrage mit positiver Suggestion. Ein Beispiel wäre: „Wann wollen wir mit der Zusammenarbeit beginnen? Am 1. Juni oder 1. Juli?“

Damit setze ich das Ja schon voraus und gebe zwei Alternativen für den Start. Im Laufe des Kapitels zeige ich dir weitere Fragetechniken für deine persönlichen Gespräche.

Sobald du die Abschlussfrage gestellt hast, heißt es: Klappe halten. Viele Verkäufer zerreden ihren Erfolg, statt zuzuhören.

After Sales

Um die Freude am Kauf zu erhöhen und Stornos zu verhindern, ist es wichtig, nach dem Abschluss mit dem Kunden im Kontakt zu bleiben. Je Business gibt es unterschiedliche Möglichkeiten.

Beispiele: Du verkaufst ein Präsenzseminar, dann sendest du neben der Buchungsbestätigung eine Anfahrtsskizze, einen Ablaufplan oder Unterlagen zur Vorbereitung.

Wichtig ist: Denk bloß nicht, „Gott sei Dank hat er unterschrieben und jetzt nicht mehr ansprechen“. Nein, genau das Gegenteil. Bleib im Gespräch und betreue deine Kun-

den nach dem Kauf gut. Bei meinen Mastermind-Gruppen bekommen die Teilnehmerinnen ein Willkommenspaket per Post mit Vorbereitungsunterlagen, damit sie gleich aktiv werden können. Zusätzlich sorgt das Überraschungspäckchen darin für ein gutes Gefühl.

Ich liebe das persönliche Gespräch vor dem Kauf aus unterschiedlichen Gründen. Zwei davon lauten:

- *Ich und die Teilnehmerin prüfen, ob die Beziehungsebene und unsere Werte passen, denn nur so werden wir gute Ergebnisse erreichen. Ich möchte, dass wir beide ein angenehmes Gefühl in Bezug auf die Zusammenarbeit haben. Nach dem Gespräch kann sich jeder von uns entscheiden, ob es passt.*
- *Ich kann den genauen Bedarf erfragen und somit für meine Interessentin das richtige Paket (Produkt) auswählen. Sollten ich oder mein Angebot nicht zu ihrem Wunsch passen, werde ich ihr das ehrlich sagen.*

Ich arbeite nur mit Wunschkundinnen zusammen und empfehle, dass auch du darauf achtest. Je authentischer und aufrichtiger der Auftritt ist, desto mehr zieht man Gleichgesinnte an.

Bewerbungsprozess: Heute wird im Online-Marketing oft mit einem Auswahlprozess gearbeitet. Potenzielle Kunden sollen sich um einen Platz in einer Mastermind-Gruppe oder Ähnlichem bewerben. Hier schließt das persönliche Gespräch an. Das führst du dann selbst bzw. delegierst das an dein Team.

Dieser Prozess soll drei Punkte erfüllen:

- Der Anbieter kann leichter Nein sagen, wenn der Interessent nicht zu dem Angebot passt.
- Es soll das Produkt aufwerten und Begehrlichkeit wecken.
- Wenn es um ein Gruppenprogramm geht, bei dem es wichtig ist, dass alle Teilnehmer auf demselben Level sind, wird das durch den Bewerbungsprozess garantiert.

2) Fragetechniken:

Folgende Techniken verwende ich selber gerne:

W-Fragen – auf diese *offenen* Fragen kann dein Gesprächspartner nicht mit Ja oder Nein antworten. Sie haben den Vorteil, dass du wertvolle Informationen bekommst. Die Voraussetzung ist: Du bist bereit, eine gute Zuhörerin zu sein. Noch besser ist, du hörst richtig gut *hin*. Ich persönlich höre dabei sehr viel zwischen den Zeilen. Z. B. über die finanzielle Situation, die wahren Bedürfnisse ...

Beispiele:

- Was kann ich für dich tun?
- Wo sind gerade deine aktuellen Herausforderungen?
- Was ist aus deiner Sicht dein nächster Schritt im Business?

Jas einholen – eine äußerst wertvolle Fragetechnik. Dafür braucht es *geschlossene* Fragen, die mit Ja beantwortet

werden sollten. Du holst dir während des Gesprächs immer wieder Jas ein. Wenn dein Gesprächspartner fünfmal Ja gesagt hat, kann er schlecht bei der Abschlussfrage Nein sagen.

Beispiele:

- Hast du dir die Zusammenarbeit so vorgestellt?
- Wäre es gut, wenn wir für dich mehr Kundenanziehung schaffen?

Positive Vorwegnahme – dabei setzt du schon voraus, dass es die Zusammenarbeit geben wird.

Beispiel:

- Wenn wir am 1. März mit dem 1:1 Mentoring über 3 Monate beginnen, möchtest du dann lieber online oder offline mit mir arbeiten?

Alternativfragen – du stellst zwei Alternativen vor und setzt schon voraus, dass es eine der beiden wird.

Beispiel:

- Möchtest du lieber in einer Gruppe oder im 1:1 mit mir zusammenarbeiten?
- Wollen wir uns wöchentlich oder alle zwei Wochen zu einem Meeting treffen?

Es gibt viele weitere Fragetechniken und Möglichkeiten für Abschlüsse. Mehr dazu erfährst du in einem individu-

ellen Verkaufstraining mit mir. Auch im Online-Marketing benötigst du Fragen, denn wie schon gesagt: Wer fragt, der führt.

3) Online-Verkaufsaktion planen heißt: Launchstrategie

Für ein Online-Business empfehle ich dir, unterschiedliche Verkaufsaktionen durchzuführen. Was bedeutet das? Dein Onlineprodukt (z. B. Onlinekurs, Gruppenmentoring) ist nur in einem bestimmten Zeitraum buchbar. Du „veröffentlichst" dein Angebot und zeigst das aller Welt. Im Grunde ist das wie eine Aktionswoche.

Es gibt verschiedene Möglichkeiten, wie du deine Strategie aufbauen kannst.

a) Launch in einer Facebook- oder Messenger-Gruppe:

Das vorrangige Ziel ist, viele Menschen aus deiner Zielgruppe zu erreichen. Diese sollten sich zahlreich in deinen E-Mail-Verteiler eintragen. Denn, wie du im Kapitel „Verkaufen" gelesen hast, kaufen die Wenigsten gleich. Hast du ihre E-Mail-Adresse, kannst du sie beim nächsten Launchtermin nochmal ansprechen.

- **Einladungsphase (Phase 1):** Du kündigst auf deinem FB-Profil den Launch mit dem *Thema* des Produktes, das du verkaufen willst, an und füllst dadurch deine

Facebook-Gruppe. Während dieser Zeit animierst du die vorhandenen Gruppenmitglieder schon zu verschiedenen Aktivitäten und bietest hochwertigen Content an, der auf das Thema deines Produkts einzahlt. Eine weitere Idee für die Einladungsphase ist, eine 30-Tage-Challenge zu veranstalten.

- **Eventphase (Phase 2):** Lade hier weiter in die Gruppe ein. Gib dort Live-Events mit Wissensinputs, die zu deinem Produkt passen. Zum Beispiel 3–7 Tage je 60 Minuten. So schaffst du ein Momentum in der Community und weckst Begehrlichkeit für den Kauf. Du kannst dort auch ein Q&A[6]-Event durchführen.

- **Verkaufsphase (Phase 3)**: Am letzten Tag deiner Event-Serie öffnest du die Seite, auf der man bestellen kann, für einen begrenzten Zeitraum, maximal 14 Tage. Hier kannst du verschiedene Boni einbauen.
  Zum Beispiel: Alle, die in den ersten 24 Stunden buchen, bekommen einen Bonus dazu. Oder: Wer auf einmal, also ohne Raten bezahlt (Einmalzahlung), bekommt ein spezielles Goodie.

b) Launch mit einem Webseminar in Kombination mit E-Mail-Marketing

- Ein Seminar, das du online hältst, bietet dir die Möglichkeit, live mit den Interessenten zu sprechen, sowie allen angemeldeten Teilnehmern eine Aufzeichnung der Inhalte zur Verfügung zu stellen.

---

[6] Frage & Antwort (Question & answer)

- Wenn du ohne Mitschnitt arbeitest, erhöhst du sicher die Liveteilnehmerzahl, erreichst dann auch nur die, die sich zum angegebenen Termin Zeit nehmen.
- Oder du nutzt ein einmal aufgezeichnetes Webseminar mehrmals und deine Teilnehmer schauen es sich ohne dich an.
- *Ich persönlich nutze die Variante mit dem Live-Webseminar in Kombination mit E-Mail-Marketing. Um die Begehrlichkeit zu erhöhen, stelle ich zusätzlich Workbooks[7] zur Verfügung.*

Beim Webseminar bittest du die Teilnehmer in einen Meetingraum (z. B. Zoom) bzw. du streamst direkt in einen Social-Media-Kanal (z. B. Facebook, YouTube). Wenn du Letzteres wählst, solltest du unbedingt mit Workbooks arbeiten oder einem anderen Goodie, das nur *angemeldete* Personen bekommen. So gibt es Anreiz, sich in deinem Verteiler anzumelden, damit du zu E-Mail-Adressen kommst.

Ich selber übertrage die Launch-Webseminare aktuell nicht live. Alle kommen in meinen Zoomraum, für angemeldete Teilnehmer gibt es eine Aufzeichnung.

Vorbereitung und Ablauf:

- Leadmagneten[8] für das Event anfertigen.
- Landingpage erstellen, auf der sich die Interessenten anmelden können und
- mit dem E-Mail-Marketingtool verknüpfen.

---

7 Arbeitsblätter per PDF

8 Ein kostenfreies Produkt, das Menschen (Leads) anregt, sich in die Liste einzutragen.

- Follow-up-Mails texten, die die Leads (E-Mail-Adressen) auf das Event neugierig machen.
- Marketing planen, um Leads einzusammeln. Dazu nutzt du die organische Reichweite deiner Social-Media-Kanäle. Hier kannst du auch mit bezahlten Anzeigen unterstützen. Letzteres klappt aber nur, wenn deine Seite zu 100 Prozent SEO-optimiert ist.
- Zum Live-Event über E-Mail-Marketing (in die Liste) einladen.
- Eventphase planen: Du veranstaltest 3–5 Tage ein Online-Live-Event mit Content, das zu deinem Angebot passt, aber das Problem deiner Zielgruppe nicht komplett löst. Neben den Events begleitest du die Leads mit E-Mails, in denen du zusätzlich Infos ausgibst. Zum Beispiel den Link zu Workbooks oder exklusiven Zusatzangeboten. Ich biete in diesen E-Mails Buchpakete zu Sonderkonditionen an.
- Verkaufsphase: Am letzten Tag des Events öffnest du für kurze Zeit den Warenkorb, begleitest den Verkauf aber weiterhin mit E-Mails. Die Anzahl deiner E-Mails richtet sich nach Länge deiner Verkaufsphase.

Strategie fürs E-Mail-Marketing bei Launches:

Die wichtigste Phase ist die Einladungsphase, denn diese entscheidet über den Verkaufserfolg. Je mehr Leads du auf die Liste des Events bekommst, desto mehr Verkäufe wirst du tätigen. Aus Erfahrungen vieler Marketingexperten ist die Conversion[9] beim Online-Marketing bei 80 Prozent aller Launches ein bis drei Prozent. Dabei sind Be-

---

9 Abschlussrate

kanntheitsgrad des Experten, Qualität der E-Mail-Adressen sowie der gesamten Texte (Landingpage, Workbooks, E-Mails) maßgeblich.

Beispiel:

Du möchtest 10 Verkäufe, dann brauchst du bei zwei Prozent Conversion 500 *interessierte* Menschen zum Start der Verkaufsphase auf deiner Liste. Diese 500 sind aber auch nur zwei Prozent von 25 000 qualifizierten Sichtkontakten. Aus dem Grund lege den Fokus auf die Einladungsphase, denn alles, was du da versäumst, kannst du für den aktuellen Launch nicht mehr nachholen.

c) E-Mail-Marketing für die Einladung zum Live-Event

Sende E-Mails an deine existierende Liste und lade die Kontakte dort zum Event ein. Hier mein Plan, den ich empfehle:

- „Save-the-Date-Aktionen"[10] kannst du schon drei Wochen vorher ankündigen.
- Die nächste Einladung schickst du zwei Wochen vor dem Termin.
- Wöchentlich versendest du zusätzlich wertvollen Content, der zum Eventthema passt.
- Weitere Erinnerungs-Mails planst du eine Woche, drei Tage und einen Tag vor dem Termin. Je näher das

[10] Reserviere diesen Termin

Datum des Events kommt, desto mehr verkürzt du den Abstand zwischen den E-Mails.

- Spätestens sechs Stunden sowie nochmal 60 Minuten vor dem Beginn versendest du den Link zum Meetingraum.

d) E-Mail-Marketing während des Events

Eine weitere Möglichkeit ist, während und nach jedem Event eine E-Mail an die Teilnehmer zu senden, die du vorab in deinem E-Mail-Programm terminierst.

Inhalte können sein:

- Der Link zur Bestellseite
- Das Workbook
- Ein Hinweis mit einem Link zu einem Zusatzverkauf (Beispiel Bücher)
- Link zur Aufzeichnung des Events

So laufen meine Launches ab:

Am letzten Eventtag eröffne ich im Meeting (ca. 20 Minuten vor dem geplanten Ende) die Verkaufsseite zu meinem jeweiligen Produkt/Kurs/Programm. Dabei stelle ich es persönlich vor.

Im Anschluss startet die Abfolge der Verkaufs-E-Mails, wobei ich die Bestellmöglichkeit 14 Tage geöffnet habe. Es

gibt einen Sonderbonus, der nur bei Buchung in den ersten 24 Stunden gilt und ein Q&A-Event.

Jeweils eine E-Mail

- *eine Stunde nach Öffnung der Bestellseite: Vorstellung des Produktes mit Ankündigung Sonderbonus.*
- *Tag 2, am Morgen: Content zum Thema, Produkt und mit Sonderbonus.*
- *Tag 2, eine Stunde vor Ablauf des Sonderbonus: Ankündigung Q&A an Tag drei sowie Warnung, den Sonderbonus nicht zu verpassen.*
- *Tag 4: Fragen, die mir im Q&A gestellt wurden, Produktlink und Angebot zu einem persönlichen Call mit mir.*
- *Tag 6: mit Content zum Thema und Produktlink.*
- *Tag 8: mit meiner persönlichen Story und/oder Kundenstorys.*
- *Tag 10: mit Content zum Thema und Produktlink.*
- *Tag 12: mit Testimonials meiner Kunden/Mentees.*
- *Tag 14: Am Morgen die Reminder[11] „heute um 22 Uhr schließt die Buchungsmöglichkeit", zusätzlich am Mittag und am Abend (letzte Erinnerung)*

Wenn du unterschiedliche Interessentenlisten im E-Mail-Verteiler angelegt hast, passt du die Inhalte der E-Mails an die jeweiligen Listen an. Diese bestehenden Kontakte können ebenso Interessenten für das neue Produkt sein, oft kaufen diese auch eher dein Angebot. Übrigens: Jeder, der von deinem Event erfährt, ist gleichzeitig ein Empfehlungsgeber. Bitte daher um Weiterempfehlung!

---

[11] Erinnerung

Verstärker für die Conversion:

Meiner Erfahrung nach gibt es drei wichtige Hebel, die Buchungsrate zu erhöhen:

- **Affiliatemarketing:** Lies dazu mehr im Kapitel Marketing. Ich empfehle dir: werde für deine Produkte Affiliategeber. Finde Partner, die dir beim Verkauf helfen und dabei einen Anteil verdienen. Wichtig ist, dass sie ähnliche Wunschkunden haben wie du.

- **Das persönliche Gespräch:** Gib den Teilnehmern die Gelegenheit zu einem (online) Treffen, so klärst du genau ihren Bedarf und kannst prüfen, ob dein Produkt zu ihnen passt und sie zu dir. Den Leitfaden zu diesen Verkaufsgesprächen findest du am Anfang dieses Kapitels.

- **Dein Bekanntheitsgrad:** Von diesem wird auf den Expertenstatus geschlossen. Mehr Sichtbarkeit und Bekanntheit werden dir eine höhere Abschlussquote bringen. Natürlich muss auch dein Produkt top sein.

Eine weitere Möglichkeit für Fortgeschrittene mit hohem Bekanntheitsgrad ist:

Launchen nur mit E-Mail-Serien und ohne Live-Event. Dabei empfehle ich dir, einen kurzen Launchzeitraum zu wählen, beispielsweise vier Tage, und die Produktanzahl zu verknappen. Warum gilt das nur für bekannte Expertinnen? Weil deine Kontakte dich im besten Fall

schon kennen und daher ohne lange Kennenlernphase kaufen.

Finde jetzt heraus, welche Verkaufsstrategien zu dir und deinem Business passen. Brauchst du zusätzliche Infos, dann habe ich dir ein PDF zum Download vorbereitet – hole es dir gerne hier ab:

Meine Kundin Susanne rief mich neun Monate nach ihrem Strategietag zum Thema Verkaufen an: „Seit dem Coachingtermin gehen meine Einnahmen steil nach oben. Ich habe den Umsatz vervierfacht. Einfach genial."

Mehr Zeit für dich mit einem Team

Von Sabrina Ünal

Es fing damit an, dass mir alles über den Kopf wuchs und ich keine Zeit mehr für mich und meine Familie hatte. Hobbys, Freunde – das gesamte Privatleben blieb auf der Strecke.

Ich war seit zwei Jahren selbstständige Online-Unternehmerin. Mein Wachstum war unbeschreiblich und es hätte nicht besser laufen können. Aber ich war nicht zufrieden. Überfordert mit der Masse an Arbeit, allein mit mir, meinen Ängsten und Herausforderungen. Kein Sparringspartner, Team oder Kollegen an meiner Seite. Alles lag auf meinem Rücken.

Das Sprichwort „selbst & ständig" bekam eine neue Dimension.

Und dann begegnete mir bei einer Recherche für einen Auftraggeber im Netz der Begriff der „virtuellen Assistenz (VA)".

Nachdem ich mich näher mit dem Thema befasst hatte, war ich überrascht, wie vielfältig deren Spezialisierungen ausfielen. Es waren richtige Expert*innen mit viel Erfahrung dabei. Da wusste ich: Das ist die Lösung! Ein Experte

an meiner Seite, ein Businesspartner! Ich brauchte ein Team!!

Geht es dir auch so?

Warte nicht zu lange, und erstelle dir direkt eine Liste mit Aufgaben, die du nicht mehr selber machen willst. Beliebte Arbeiten für die erste VA sind:

- Buchhaltung & Backoffice
- Social-Media-Kanäle
- Akquise & Social Selling
- Webdesign

Ich entschied damals genau so: jemanden für die Buchhaltung zu suchen und einen Zweiten, der meine Community auf FB & Insta betreuen sollte. Gesagt, getan.

Drei Tage später hatte ich zwei VAs an meiner Seite und war nicht mehr allein. Ein kleines Team, welches mich immer noch unterstützt und mit mir wächst.

Tipps für deine Entscheidung, mit VAs zu arbeiten:

Erkenne, ...

- dass du nicht alles alleine zu tun brauchst.
- dass du nicht jedes Tool selber kennenlernen musst.
- wann der richtige Zeitpunkt ist, Unterstützung zu holen.

Bevor du mit der Suche startest, ...

- kalkuliere dein Budget für eine VA.
- definiere die künftigen Aufgaben.
- überlege dir, welche Werte deine VA haben sollte, damit ihr auch menschlich zusammenpasst.
- lege fest, was dir in der Zusammenarbeit besonders wichtig ist.

Wo findest du gute VAs?

Um dir und anderen zahlreichen Selbstständigen eine Plattform zu bieten, wo Angebot auf Nachfrage trifft, habe ich gemeinsam mit Liane Eiberger die *„va vermittlung"* sowie eine Jobplattform dazu gegründet! Mittlerweile sind wir bekannte Expertinnen rund um das Thema virtuelle Assistenz, vermitteln diese und beraten KMUs, Coaches und Einzelunternehmer.

Wann wagst du den nächsten Schritt deiner Selbstständigkeit und suchst dir eine VA, damit du die Wochenenden wieder genießen kannst?

Sabrina Ünal

www.va-vermittlung.de

Fruchtendes Marketing für dein erfolgreiches Business

Geh raus und zünde die Welt an.

Jetzt ist es so weit, dein Businesshaus ist fast fertig aufgebaut:

- Du kennst das Fundament.
- Du hast Ziele und Visionen definiert.
- Du hast begonnen, ein Netzwerk aufzubauen.

Jetzt startest du mit dem Dach, also deinen Marketingaktivitäten.

1) Deine Business-Bausteine

Diese Bestandteile schaffen den Ausdruck deiner einzigartigen Marke[12]. Die Basis für deren Erstellung sind die Details, die du dir im Fundament notiert hast. Um dein Design zu entwickeln, wende dich an eine Grafikerin und Expertin für Markenaufbau.

- Logo
- Farbauswahl
- Slogan
- Fotos
- Schriftarten

[12] Mehr zum Thema „Aufbau einer Marke“ erfährst du im Band 2 dieser Buchreihe, doch mit diesen Elementen legst du bereits den Grundstein.

Ich empfehle dir, bastle nicht selber an diesen wichtigen Business-Bausteinen herum, eine KI ist ebenso keine Lösung. Leiste dir eine ordentliche Agentur, Grafikerin und/ oder Webmasterin. Natürlich kannst du alles alleine machen. Leider weiß ich aus Erfahrungen, dass Frauen am Anfang oft nicht bereit sind, Geld in ihr Online-Business zu stecken. Doch du kennst es aus deinem Leben. Wer günstig kauft, kauft zweimal.

Und: Wenn du heute einen Friseursalon eröffnest, ist es klar, dass du eine Summe von bis zu 60.000 € aufbringen musst, um das Ladengeschäft einzurichten. Im Online-Business ist die Investition wesentlich geringer, doch sei bereit, für deinen Start in die wichtigsten Marketinginstrumente zu investieren.

Tue Gutes und rede drüber.

2) Netzwerken – Marketing – Akquise

In den letzten fünf Jahren ist mir klar geworden, dass viele Selbstständige sich des Unterschiedes dieser Begriffe nicht bewusst sind. Bevor wir tiefer hier einsteigen, möchte ich meine Definition mit dir teilen.

- Marketing
- Netzwerken
- Akquise

Marketing – sichtbar mit deinem Angebot zu werden, um Kundenanziehung zu schaffen. Läuft es gut, *wird bei dir gekauft* und du musst nicht mehr aktiv verkaufen.

Netzwerken – Menschen kennenlernen, Beziehungen auf- und ausbauen, Vertrauen gewinnen, Menschen verbinden, Empfehlungen aussprechen und welche bekommen. Dies ist ein Teil vom Marketing, der länger braucht und Stabilität ins Business bringt.

Akquise – ist aktives Marketing für den raschen Erfolg. So du es beherrschst. Du gehst gezielt auf Menschen und Unternehmen zu, präsentierst ihnen dein Angebot und machst im besten Fall den Abschluss, wenn du auf Bedarf triffst. Das ist das *aktive* Verkaufen, vor dem sich viele scheuen und deshalb zu hundert Prozent auf passives Marketing setzen.

Ich selbst lebe diese drei Strategien seit Jahren parallel, das lege ich auch dir ans Herz. Alles hat seine Berechtigung. Jedoch empfehle ich, mach dir immer wieder bewusst, in welcher Aktivität du dich gerade befindest.

Es sind zwei unterschiedliche Prozesse:

- Akquise ist, für den Verkauf Menschen zu kontaktieren und sie dann ins Netzwerk zu integrieren.
- Netzwerken baut zuerst eine Beziehung auf und daraus resultieren erst später Verkäufe durch Empfehlungen.

Du kannst es parallel leben, doch ich empfehle dir, es nicht zu mischen.

Jetzt steigen wir intensiver ins Marketing und dessen Möglichkeiten ein.

Wer sich bewegt, wird etwas bewegen.

3) Was genau ist Marketing?

Nehmen wir an, du hast ein Schuhgeschäft. In der besten Lage Münchens, mit Räumlichkeiten von 90 m^2 und zwei großen, bodentiefen Fenstern mit breiter Auslage. Als innovative Unternehmerin hast du zusätzlich einen Online-Shop, der 24/7 geöffnet hat.

Dein Ladengeschäft mit seinen physischen und dein Online-Shop mit den virtuellen Schaufenstern sind „Trichter", die potenzielle Kunden zu dir führen.

Weitere „Schaufenster" können Social-Media-Kanäle sein, Website, Landingpage, YouTube-Kanal, Podcast usw. Im Online-Marketing wissen wir, dass unser zukünftiger Kunde zwischen 5 und 120 Touchpoints[13] bis zur Kaufentscheidung benötigt. Je nach Kundentyp fällt dies unterschiedlich aus. Je mehr Möglichkeiten du bietest, mit dir in Berührung zu kommen, desto eher wirst du es schaffen, Vertrauen aufzubauen und aus Interessenten Kunden zu machen.

Eine von mir entwickelte Strategie ist die *Herzstrategie*. Das Herzstück deines Business sind: die suchmaschinen-

---

13 Fachausdruck für „Berührungspunkte"

optimierte Website inkl. Blog, E-Mail-Liste und, falls vorhanden, Online-Shop. Deine Schaufenster sind alle Marketingaktivitäten, die du nutzt, um deine Zielgruppe zum Kauf zu bewegen.

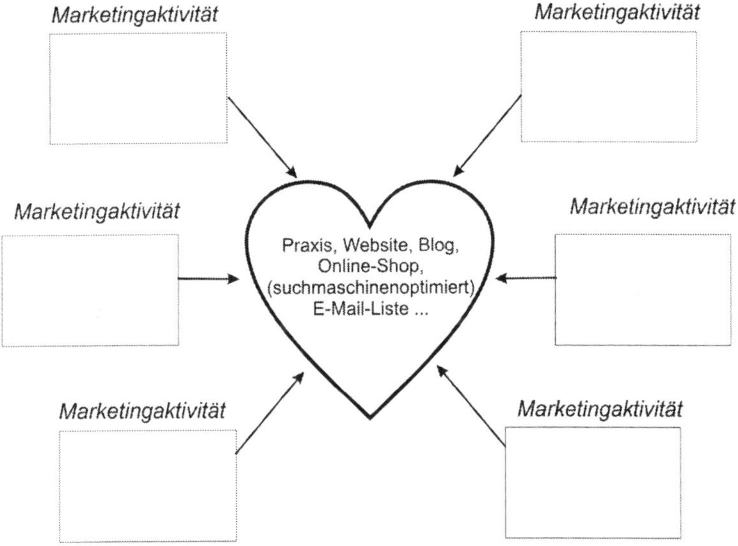

Ich selbst nutze in meiner Marketingstrategie über 30 Touchpoints, online und offline. Damit du nicht gleich zu Beginn von allzu vielen Möglichkeiten „abgelenkt" wirst, habe ich nachfolgend genau die ausgewählt, die ich für den *Aufbau* eines Business empfehle. Wie du persönlich die Prioritäten setzt, überlasse ich natürlich dir.

Wichtig zu wissen:

- 50 Prozent deiner Interessenten werden *nie* bei dir Kunde.
- 47 Prozent kaufen in den nächsten Jahren.
- 3 Prozent sind die schnellentschlossenen Käufer.

Die Kür im Marketing sind die oben genannten 47 Prozent. Diese Gruppe braucht viele Touchpoints, um Vertrauen aufzubauen, sind aber langfristig deine treuesten Kunden.

Als Beispiel erzähle ich dir die Story meiner Stammkundin Miriam:

Miriam hat mich vor dem ersten Kauf eines Produktes bei mir sieben Jahre lang beobachtet. Wie bei vielen Interessentinnen war sie stille Beobachterin, ehe wir uns online oder live begegneten und ich sie auch wahrnahm.

Schließlich war sie 2013 und 2014 bei einem Netzwerkevent unserer Community in Berlin zu Gast. Das war zu Beginn ihrer Selbstständigkeit und sie wurde durch eine Empfehlung auf uns aufmerksam. Dann war drei Jahre Funkstille. Wir hörten nichts voneinander, doch Miriam blieb weiterhin in meinem Kreis, hat unsere Mails gelesen und ist uns in den Social-Media-Kanälen als stille Leserin gefolgt.

2016 hat eine Bekannte von ihr bei uns einen Vortrag gehalten und Miriam hat mich gefragt, ob sie ein weiteres

Mal als Gast kommen kann. Ich habe zugestimmt. Wenige Tage später gab es ein Platinevent[14] in Stuttgart. Den schaute sie sich auch noch an, um zu entscheiden, welche Mitgliedschaft bei W.I.N sie wählen sollte. Kurze Zeit danach wurde sie Member in unserer W.I.N-Community.

Damit waren wir im engeren Kontakt. 2017 buchte Miriam ihr erstes meiner Produkte. Sie besuchte einen Workshop by PP zum Thema „Ziele und Visionen", wofür sie damals einen Weg von 612 km auf sich nahm, denn der Workshop war live in meinem Office in Kastellaun. Von diesem Vortrag war sie so begeistert, dass sie sich 2019 entschied, in meine Mastermind S.I.N.N by PP zu kommen.

Die Umsetzung des Gelernten ist Miriam dann Schritt für Schritt in ihrem Tempo gegangen und 2022 kam sie in meine Mastermind Wachstum by PP, um auf das nächste Level zu kommen. Jetzt möchte sie mit ihrer Expertise noch sichtbarer werden und hat 2023 mein Speakerinnen-Bootcamp by PP gebucht.

In der Geschichte verbergen sich viele Botschaften:

- Deine Interessenten können stille Beobachter sein.
- Sie hat mich auf Empfehlung gefunden.
- Es dauert eine Weile, bis du es schaffst, Vertrauen aufzubauen.
- Manchmal ist für deine Kontakte die Zeit noch nicht reif.

---

[14] 2016 gab es bei W.I.N noch unterschiedliche Mitgliedschaften. Eine davon war „Platin".

- Miriam ist seit sieben Jahren treue Kundin bei meinen beiden Marken.
- Der Workshop by PP war das Miniprodukt für den Einstieg in die Mastermind by PP.

Wenn du deine Wunschkundin genau kennst, ziehst du sie auch an. Passt die Produkttreppe, gehen deine Kunden mit dir auf eine intensive Reise.

Dabei gibt es nicht *die* richtige Marketingstrategie! Wichtig ist, du findest deine Strategie, bleibst konsequent dran und schaust regelmäßig, ob sie noch zu dir passt. Darum habe ich dir weiter hinten die gängigsten Marketingbegriffe notiert und in wenigen Worten skizziert, was sie bedeuten und dir bringen. So bekommst du einen Überblick und kannst wählen, welche zu dir und deinem Business passen.

4) Content-Marketing

Ich persönlich bin ein großer Fan von Content-Marketing. Was heißt das?

Content: Inhalte, die aus deinem Wissen und deinen Erfahrungen gespeist sind.

Du wirst über deine Inhalte sichtbar, machst dich und deine Angebote bekannt und ziehst damit Kunden an. Dazu bieten sich unzählige Formate und eine Vielzahl an Kanälen an.

Übrigens: Wenn ich von Marketing spreche, spreche ich von organischem Marketing. Das bedeutet, ohne Werbebudget. Ich selbst habe meine gesamte Reichweite organisch aufgebaut und zeige dir in diesem Buch, wie du das auch kannst.

Beim Aufbau deines Business empfehle ich dir aus drei Gründen, Abstand von bezahlten Werbekampagnen zu nehmen:

- Du kannst organisch hohe Sichtbarkeit aufbauen, wie, zeige ich dir hier.
- Wenn du so schon keine Reichweite bekommst, klappt es auch nicht mit bezahlten Anzeigen.
- Organisch ziehst du mehr deiner wirklichen Wunschkunden an.

Punkt 3 ist der Grund, warum ich nach 20 Jahren immer noch vorrangig auf organisches Marketing setze.

5) Marketingmöglichkeiten von A bis Z:

Vom Bekanntheitsgrad wird auf deinen Expertenstatus geschlossen.

Im nächsten Schritt gilt es für dich herauszufinden, welche Formate zu dir, deinem Business und deinen Wunschkunden passen, die du dann ordentlich aufbaust. Brauchst du dabei Unterstützung, bin ich nur eine E-Mail von dir entfernt.

info@petrapolk.com

Ads[15] **bzw. Werbekampagnen –** Du setzt Budget ein, um deine Sichtbarkeit zu erhöhen, und erreichst so mehr Menschen. Werben kannst du auf Facebook, Instagram, Google und anderen Social-Media-Kanälen, unterschiedlichen Blogs oder den klassischen Medien, online wie offline.

Wichtig dabei ist, dass du für die Seite der Website, die du bewirbst, eine gute Suchmaschinenoptimierung aufgebaut hast. Dann solltest du den Erfolg deiner Anzeigenschaltung laufend messen und nachjustieren. Sonst verbrennst du sinnlos Geld.

Audio – Podcast, Hörbuch. Damit erreichst du im Marketing Menschen, die auditiv in ihrer Wahrnehmung sind. Audiodateien werden oft beim Autofahren, Spazierengehen oder während der Hausarbeit gehört. Für mich sind sie der Ersatz fürs Fernsehen.

Banner – damit sind Grafiken gemeint, die du im Online-Marketing für Social-Media-Kanäle und für die Bewerbung von Produkten auf deiner Website erstellst.

---

15 „Ads" ist die Kurzform für „adverts" und bedeutet „Anzeigen, Inserate", das Wort hat Google aus seinem Produkt „AdWords" geprägt und es später auf „Ads" gekürzt.

Bild – Grafik, Fotos, Infografik. „Bilder sagen mehr als tausend Worte“, Slider[16] sind zwei oder mehr Bilddateien aneinandergereiht, man nennt das auch „Slideshow“.

Blog – wenn du gern schreibst, baue einen Blog auf. Dabei ist es wichtig, dass du für jeden Blogbeitrag ein kleines Thema aus deiner Expertise wählst, die Beiträge suchmaschinenoptimiert sind, du wiederholt bloggst, z. B. einmal die Woche, und die Inhalte zur Zielgruppe passen.

Ich selber blogge seit 2014 regelmäßig, habe 350 Beiträge veröffentlicht, die meine Marketingagentur 2022 passend zu meiner Positionierung strukturiert und für die Suchmaschinen optimiert hat. Dazu gehören nun Leitartikel für jedes meiner Angebote und eine klare Struktur nach Kategorien. Viele Anfragen für Vortragsbuchungen und Mentorings kommen über den Blog.

Schau gleich selbst rein:

Community – bau dir eine Gemeinschaft aus Fans, Followern und losen Kontakten auf und sei für sie da. Communitymanagement ist einer meiner Erfolgsfaktoren im

[16] Slider kommt aus dem Englischen von „slide“ – gleiten.

Social-Media-Marketing. Was heißt das? Sei nicht nur Sender, sondern teile und kommentiere auch aktiv die Beiträge anderer.

Content – biete deiner Community Mehrwert. Darüber wirst du Anziehung schaffen, die Fans werden dir folgen und dich empfehlen.

E-Mail-Marketing – sollte Teil jeder Online-Marketing-Strategie sein. Du hast sicher schon den Spruch gehört: „In der Liste (E-Mail) liegt das Geld." Ja, so ist es. 80 Prozent aller Verkäufe im Online-Marketing werden über E-Mail-Listen gemacht, da dich diese Menschen meist schon besser kennen.

Hier kannst du dir mein 29-seitiges E-Book inkl. Checkliste zum E-Mail-Marketing holen:

Empfehlungen – sind Gold wert, in den sozialen Medien geht das mit einigen Mausklicks und wenig Zeitaufwand. Nur wenn du andere empfiehlst, wirst du selbst auch empfohlen. Teilst du Posts von Fans aus deiner Community, schreibe immer dein eigenes Statement dazu, denn nur so werden die geteilten Beiträge ausgespielt.

Freebie bzw. Leadmagnet – war ein kostenfreies Downloadprodukt, ein Gutschein oder auch ein physisches Produkt, das dein Interessent bekommt, sobald er seine E-Mail-Adresse hinterlässt. Achtung: *Das Wort Freebie*[17] *darf in diesem Kontext nicht mehr verwendet werden, wenn man dafür mit seiner „Mail-Adresse bezahlen muss" – siehe Rechtsprechung.*

Im Online-Marketing wird dabei oft mit einem PDF gearbeitet, in dem eine Checkliste, ein E-Book und andere Inhalte verpackt sind. Ein kostenfreies und automatisiertes Webseminar oder Video gilt ebenso als Leadmagnet.

Hier zwei Beispiele für physische Produkt-Leadmagneten (ähnlich sind Proben von Cremes, etc.) aus meinem Kundenkreis:

- Eine Schmuckdesignerin vergibt einen Gutscheincode oder
- die Inhaberin einer Erdbeerplantage einen Gutschein für 500 g Erdbeeren

Experten, die ein eigenes Buch geschrieben haben, geben dieses oft als Freiexemplar heraus, wobei der Kunde entweder nur das Porto des Versands zahlt oder es völlig umsonst erhält. Der Vorteil dabei ist, dass man so nicht nur E-Mail-, sondern ebenso physische Adressen bekommt. Leadmagneten von Autoren können auch Leseproben sein.

---

[17] https://creative-digital-consulting.de/2022/01/28/blog-dsgvo-konforme-freebies/ (Abruf vom 29.08.2023)

Diese Leadmagneten habe ich aktuell:

- *E-Book – 99 Erfolgstipps*
- *E-Book – E-Mail Marketing leicht gemacht*
- *E-Book – 59 Chancen zur Sichtbarkeit*
- *E-Book – Erfolgreich dein Produkt im Online-Business launchen*
- *E-Book – Wunschkunde by PP*

Gastbeiträge in anderen Blogs erweitern deinen Bekanntheitsgrad.

Ich selbst habe viele Gastbeiträge veröffentlicht. Mein Beitrag mit der größten Reichweite von 16.774 Klicks ist 2019 bei KarriereBoost bei Haufe erschienen.

Diesen Beitrag und viele weitere Presseveröffentlichungen findest du auf meiner Presseseite:

Hosting – Zuerst wählst du einen Hoster/Provider aus, bei dem du eine Domain (Webadresse) für dich erwirbst. Hosting bietet die Infrastruktur, wo du Speicherplatz für deine Website auf einem Server „parkst" und mit deiner Domain verknüpfst. Es gibt eine Vielzahl von Anbietern, doch ist es nicht egal, wo deine Domain gehostet wird. So ist es vorteilhaft, wenn du deine Website innerhalb des Landes geparkt hast, wo sie Kunden empfangen soll. Ich empfehle dir zum Beispiel All-Inkl. oder Internex. Beide nutze ich selbst und bin von deren Servicequalität überzeugt.

Bist du dir nicht sicher, welche Domain du verwenden sollst, geh gern mit mir in Kontakt. Grundsätzlich empfehle ich dir, deinen Namen zu nutzen, das bringt langfristig die höchste Flexibilität, dein Business zu gestalten.

Imagebroschüre – eine mittlerweile seltene und daher umso auffälligere Möglichkeit, dich und dein Business zu zeigen. Eine ähnliche Form ist die Pressemappe. Wie du solch eine Präsentation deines Unternehmens gestalten kannst? Da sind der Fantasie keine Grenzen gesetzt. Wichtig ist, dass sie zu deiner Corporate Identity passt.

Unter diesem Link findest du meine Imagebroschüre, nimm sie dir gerne als Anregung:

Interview – ist etwas leichter zu bewerkstelligen als Vorträge, denn dabei bekommst du Fragen gestellt und musst nur antworten. Du kannst aber auch Menschen zu *dir* ins Interview einladen. Schau dich in deinem Netzwerk um: Wer hat eine ähnliche Zielgruppe und kann Multiplikator sein? Sei erfinderisch und lass dir etwas einfallen, was im Gedächtnis bleibt. Der Schlüssel dazu ist ein gutes Netzwerk.

Beispiele von mir zum Thema Interviews:

- *2016 wurde ich von „wirtschaft tv" aufgrund meines damals veröffentlichten Buches zu einem Interview live nach Hamburg eingeladen. Dieses hat Stand heute (Juli 2023) 2.109 Aufrufe in YouTube.*

- *Meine liebe Freundin und Netzwerkpartnerin Mara Stix hat mich 2015 zu einem Online-Interview eingeladen, das wir damals über Google Hangout gemacht haben. Es hatte 1.950 Abonnenten von Mara erreicht. (Mara war im deutschsprachigen Markt eine Vorreiterin im Bereich Online-Marketing. Leider ist sie 2019 sehr jung verstorben. Ich habe viel von ihr gelernt. Ihren Ratgeber „Unwiderstehlich Leben“ verlinken wir am Ende dieses Buches.)*

- *2018 war ich Gast beim Sofatalk im Ostsachsen TV im Gespräch mit David von Vandeven. Das Video erreichte auf YouTube deren 11.300 Abonnenten und wurde bisher 712 Mal gesehen.*

- *2019 war ich im Ladies Talk in Luzern eingeladen. Das war ein reiner Live-Reeltalk mit spannenden Gästen im Podium und vielen Frauen im Publikum in einem exklusiven Hotel.*

- 2018 hatte *ich die Ehre, eine Diversityveranstaltung in Kooperation der Deutschen Bank, des IWR, des Energiekonzerns Vattenfall und W.I.N Women in Network® in Berlin zu moderieren.*

- *Dazu kommen zahlreiche Interviews online in den Social-Media-Kanälen, bei Online-Kongressen, Podcasts sowie Radio und Fernsehen.*

Du siehst, es gibt unzählige Möglichkeiten, die warten, von dir genutzt zu werden.

Kaltakquise – Kaltakquise funktioniert immer noch und kann äußerst effektiv sein, wenn du bereit bist, Neins zu bekommen. Mach Recherche, für wen dein Angebot „wie gemacht ist“ und sprich ihn oder sie konkret an. Stelle den Mehrwert für den Interessenten in den Vordergrund, dann wirst du es nicht als „Türklinken putzen“ empfinden. Und nimm ein Nein nicht persönlich.

Landingpage (Übersetzt: Landeseite) – Im Online-Marketing sind solche Seiten dringend für alles erforderlich, wo du deinen Besucher gezielt zu *einer einzigen Aktivität* einladen möchtest.

- Sich in deine Mailingliste einzutragen,
- sich zu einem Webseminar oder Ähnlichem anzumelden
- oder um etwas (Kurs, Webseminar, Challenge ...) zu kaufen.

Landingpages haben den Vorteil, dass sie den Fokus der Besucher auf eine Sache lenken.

Online-Shop – Du hast für deine Angebote einen Online-Shop mit einem automatisierten Verkaufsprozess. Dieser ist 24/7 geöffnet, was den Vorteil hat, dass deine Kunden jederzeit kaufen können.

Dazu zähle ich ebenso Online-Kurse, die du über externe Zahlungsanbieter (Digistore24, elopage und andere) verkaufst.

Printmaterialien für dein Marketing – Ist deine Website (oder dein Online-Shop) fertig, musst du sichtbar werden. Das kannst du online und persönlich (offline) tun.

Für deine Offline-Aktivitäten solltest du auf jeden Fall eine Visitenkarte haben, die zu deinem Branding (Farben, Logo, Schriftarten) passt. Bei der Auswahl der Printmaterialien kommt es darauf an, wer deine Wunschkundin ist, wo sie sich aufhält und welche Mitbewerber du dort hast.

Viele meiner Kundinnen, vor allem wenn sie regional arbeiten, wünschen sich einen Flyer, den man jederzeit weitergeben, aber auch auflegen kann. Ich persönlich mag Printwerbemittel auch gern, da ich ein haptischer Mensch bin.

Wofür benötigst du gedruckte Werbemittel?

- Netzwerkevents in Präsenz
- Messepräsentationen
- Vorträge
- Beilage zu Goody-Bags (auch von deinen Kontakten)
- Praxis, Büro
- Kooperationspartner
- Anfragen für Buchungen
- und vieles andere mehr

Welche Printmaterialien hatte ich zum Einstieg?

- Visitenkarte
- Flyer

Welche habe ich heute?

- *Visitenkarte*
- *Postkarte*
- *Flyer*
- *Imagebroschüre*
- *Lesezeichen*
- *Bücher*
- *Banner*
- *Regiestuhl (bedruckt mit meinem Logo)*
- *Erfolgsmagazin*

Social-Media-Marketing – Finde heraus, welche Kanäle zu dir und deiner Zielgruppe passen. Ich empfehle dir, nutze nur, was du selber liebst. Mach dich von keiner Plattform abhängig, denn du bist dort nur zu Gast. Die Strategie sollte sein, die Menschen, mit denen du auf den Social-Media-Kanälen verbunden bist, in deine E-Mail-Liste zu holen. Niemand weiß, wie sich diese Szene in den nächsten Jahren verändern wird.

Viele Gründerinnen meinen immer noch, es ist ein Muss und das Allheilmittel zur Kundengewinnung. Sieh diese Kanäle als Schaufenster fürs Business, zum Aufbau einer Beziehung mit Fans und Followern und zum Pflegen von Kontakten.

In der folgenden Aufstellung habe ich dir sowohl Social-Media-Kanäle aufgelistet als auch Suchmaschinen, die einen ähnlichen Charakter haben.

- **Facebook** (Profil, Creatorprofil, Seite, Gruppe, Messenger) – Wobei hier die Funktionalitäten in den letzten Jahren eher abgenommen haben bzw. sich durch die strengen DSGVO-Regeln laufend so viel ändert, dass ich an dieser Stelle nicht ins Detail gehen werde. Lies dazu meinen Blogbeitrag „Facebook für dein Marketing“

  und folge mir gerne auf FB:

- **Instagram** – funktioniert über Reels, Videos, Bilder und Live-Videos. (Profil, Creatorprofil)

  und folge mir auf Instagram:

- **Twitter** (ehemalig) nun „**X**" – Kurznachrichtendienst, der gern von Politikern, Promis und Journalisten genutzt wird.

- **Pinterest** – Suchmaschine, die über Bilder funktioniert. Ehe du mit dieser Plattform beginnst, brauchst du entweder einen Blog mit rund 100 Beiträgen oder zahlreiche Produkte, für die du kurze Anleitungsvideos und Ideen erstellst. Hierfür benötigst du hochwertiges Foto- und Videomaterial. Sehr gut geeignet für Lifestyle, Fashion, Heimwerken, Kochen, Wohnen, Künstler und Coaches aus dem Gesundheits- und Mentalbereich.

- **Snapchat** – Nachrichtendienst für die jüngste Generation 14–24. Wenn deine Zielgruppe hier angesiedelt ist und die Plattform dir Nutzen bringt, macht es durchaus Sinn, dich dort einzubringen.

- **TikTok** – im Zeitalter des Videomarketings eine aktuell stark wachsende Plattform aus China, wo Unterhaltung an erster Stelle steht.

- **YouTube** – eine Suchmaschine, die über Videos funktioniert. Wie bei allen anderen Kanälen auch, möchte dieser seine User „bei sich" halten. Wenn du YouTube als eigenen Kanal siehst, kannst du dort diejenigen Menschen deiner Zielgruppe ansprechen, die lieber Video schauen und weniger gerne Blogbeiträge lesen. Erstelle informative Beiträge. Im Kapitel „YouTube als Chance: Sprich deine Zielgruppe über Videos an" von

Franziska Förster erfährst du mehr darüber, was YouTube für dein Marketing machen kann.

Hier findest du meinen YouTube-Kanal:

- **Vimeo** – eine weitere Suchmaschine für Videos mit erweiterten Features und ohne Werbeeinblendungen.
- **Xing** – Businessnetzwerk für die DACH-Region, das heute hauptsächlich von Recruitern genutzt wird.
- **LinkedIn** – aktuell die meistgenutzte Businessplattform der letzten Jahre. Hier hast du die Möglichkeit, ein äußerst detailliertes Profil, eine Unternehmensseite, Gruppen und Events zu erstellen.
  Folge mir auf LinkedIn:
- **Clubhouse** – eine Social-Media-App, die ausschließlich für Audio-Formate geeignet ist. Passt für Live-Podcasts, Live-Talks, Diskussionsrunden und Austausch.

- **Google myBusiness** – damit erreichen lokale Unternehmen Sichtbarkeit. Du kannst dort eine kleine Website erstellen, regelmäßig Updates aus deinem Business posten, Kunden animieren, dir eine Bewertung zu schreiben oder gar selber Bilder hochladen. Diese Einträge werden bei der Google-Suche und bei Google-Maps ausgespielt.

- **Messengerdienste und Bots** – neben E-Mails werden diese gerne zur Kundenkommunikation genutzt. Hier solltest du prüfen, was dir zusagt. Alle aufgeführten Messengerdienste geben die Möglichkeit, Gruppen zu erstellen. Bekannt sind WhatsApp, Telegram, Facebook-Messenger, Signal und andere.

Wie Social Media bei mir begann:

Die von mir zuallererst genutzte Social-Media-Plattform war 2005 Freenet, dort habe ich 2006 dann meinen zweiten Mann kennengelernt. Als ich 2007 erneut ein eigenes Business startete, sagte eine Nachbarin, die auch selbstständig war, zu mir: „Petra, du brauchst unbedingt Xing." Dort habe ich bis heute 12.978 Kontakte geknüpft und diese Plattform hat mir in der Zeit von 2007 bis 2020 hohe Sichtbarkeit, Reichweite und Bekanntheit gebracht. 2011 nahm ich Twitter und Facebook dazu und 2017 LinkedIn, YouTube und Instagram. 2020 kam dann Google myBusiness. Mit TikTok habe ich zweimal Anlauf genommen, doch bis heute konnte ich damit nicht warm werden.

Meine Social-Media-Strategie:

Einmal im Jahr schaue ich mir an, wie ich die Kanäle für meine zwei Unternehmen nutzen möchte. Ich verwende Instagram, Facebook, LinkedIn, YouTube und Google my-Business.

Stets sage ich: „Mach dich von keiner Plattform abhängig!" Daran halte ich mich selber, und das ist gut so, denn im März 2023 war mein Instagram-Profil mit 2.350 Followern einfach so weg, und das mitten in einer Verkaufsaktion. Mein Lieblingskanal ist aktuell Facebook, mit 8.698 Followern. Ich liebe den Austausch und die Kommunikation mit Fans und Kolleginnen. Für mich sind alle Kanäle zusätzlich Wissensspeicher, Inspirationsquelle, Marktrecherchetool und bestens geeignet, um miteinander in Kontakt zu bleiben. „X" (vormals Twitter) und Xing nutze ich nicht mehr. In TikTok bin ich nur Konsumentin.

5 Tipps für dein Social-Media-Marketing:

Profil – das A und O des Erfolges, vorausgesetzt, es ist aussagekräftig und aktuell. Deine Follower sollen auf den ersten Blick erkennen, wofür du die Expertin bist, welche Lösungen du bietest und wie sie mit dir in Kontakt treten können.

Foto – dazu gehören ein professionelles Businessfoto und ein individuelles Titelbild. Ich empfehle dir bezüglich Wiedererkennung, in allen Social-Media-Profilen das gleiche

Profilfoto zu verwenden und es weder zu oft zu wechseln noch zu selten. Ist dein Bild zwanzig Jahre alt, erkennen dich die Menschen nicht, wenn sie dich live treffen.

Uhrzeiten – es ist nicht egal, wann du postest. Schau dir in den Kanälen die Statistik an (im Instagram-Business-Profil heißen diese zum Beispiel „Insights"[18]) und beobachte, um welche Zeit deine Community online ist. Das ist je Zielgruppe und Kanal unterschiedlich. Auf einigen Plattformen gibt es die Möglichkeit, Beiträge vorauszuplanen.

Abhängigkeit – da deine Präsenz auf allen Social-Media-Kanälen auf „fremden Grundstücken" gebaut sind, empfehle ich dir, auf keine Plattform angewiesen zu sein. Das kannst du vermeiden, indem du mehr Kanäle bedienst und deine Kontakte in externe E-Mail-Listen einlädst.

Freude – nur wenn du gute Energie hineingibst, wird diese zurückkommen. Nutze Social Medias, die zu dir passen und wo du Spaß dabei hast. Zwinge dich nicht, weil „alle es machen", einen bestimmten Kanal zu bespielen, obwohl du keine Lust darauf hast.

Mehr Tipps zum Social-Media-Marketing findest du auf meinem Blog:

---

[18] Englisch für „Einblicke"

Messen, Kongresse – beide Formaten gibt es online sowie offline. Bei beiden kommt es immer auf das Ziel an. Wenn du direkt verkaufen möchtest, ist es wichtig, vorher genau zu recherchieren, ob das Publikum der jeweiligen Veranstaltung zu deiner Zielgruppe passt. Ich empfehle dir, Events, bei denen du überlegst, als Ausstellerin teilzunehmen, zuerst als Besucherin zu prüfen, damit du dir ein eigenes Bild machen kannst.

Ich selbst liebe Präsenzmessen und habe mit Messen und Kongressen, die ich sowohl als Besucherin, Ausstellerin, Speakerin oder Medienpartnerin besucht habe, in den letzten 13 Jahren mein Netzwerk ausgebaut, meinen Bekanntheitsgrad erhöht und zahlreiche Kundinnen und Auftraggeber gewonnen.

Testimonials – sind Kunden- oder Teilnehmerstimmen, die bei zukünftigen Interessenten Vertrauen schaffen sollen. Dazu gehören ebenso Buch-Rezensionen und Feedbacks von Leser*innen.

Text – Blog, Buch, Beiträge in Social Media, E-Book, Online-Magazin, Printmagazin, E-Mail-Marketing, Landingpage.

Tools – folgende Marketingtools nutze ich selbst. Prüfe, ob sie dich bei deinem Marketing unterstützen.

- Digistore24 – für Affiliate-Marketing
- ActivCampaign – für E-Mail-Marketing

- Canva – für das Erstellen von Bannern und Grafiken
- Zoom – Meeting-Plattform für Webinare

Veranstaltungen:

Online – können Vorträge, Seminare, Workshops, Lesungen, Partys und anderes sein. Wie im echten Leben. Der Begriff „Webseminar" ist markenrechtlich geschützt, du solltest ihn nicht als offiziellen Produktnamen gebrauchen.

Sieh diese Online-Veranstaltungen ebenso als Bühne für dich. Du verwendest sie für Launches[19], um Follower und/oder E-Mail-Adressen zu gewinnen. Dabei kannst du unterschiedliche Tools nutzen, z. B. Zoom oder Teams, und wählen, ob du das Event zusätzlich live in einen Social-Media-Kanal überträgst. Die Gestaltungsmöglichkeiten dabei sind vielfältig – PowerPoint-Präsentation, Flipchart, Pinnwand und viele weitere Tools stehen zur Verfügung.

Wie nutze ich selber Online-Veranstaltungen?

Ich liebe sie und habe dafür eine zu meiner Marke passende Bezeichnung gewählt: WebSeminare by PP, Online Live-Event by PP oder Online Workshop by PP.

Das erste Webseminar habe ich 2012 mit Spreed gemacht. Damals war es noch nicht möglich, die Zuhörer zu sehen, und so sprach ich im wahrsten Sinne des Wortes mit meinem Computer.

---

[19] Produktveröffentlichung, Produktpromotion

2020 nutzte ich einmal pro Monat für ein Jahr lang eine WebSeminar-Reihe mit wechselnden Themen zum Gewinnen von Fans.

Aktuell nutze ich WebSeminare zum Launchen meiner Mastermind by PP und weiteren Produkte.

Offline – Seminare, Workshops, Lesungen und Vorträge auf Präsenzbühnen sind ein geniales Marketinginstrument, damit dich Zielgruppe und Empfehlungsgeber persönlich kennenlernen. Möglichkeiten sind: selbst organisierte Events, solche deiner Community, Netzwerkveranstaltungen, Messen, Kongresse und vieles mehr. Die Kür ist, wenn du mit deinen Vorträgen *für* Unternehmen, Kongresse, Messen oder Netzwerken gebucht und bezahlt wirst.

Vorträge waren in den letzten 13 Jahren für mich ein wahrer Gamechanger. Begonnen hat es mit eigenen Bühnen (bei W.I.N), dann kamen Kongresse, Netzwerkveranstaltungen anderer Veranstalter und Unternehmen dazu, die mich auch heute noch regelmäßig buchen.

Auf meiner Website findest du einen Auszug meiner Referenzen und Testimonials von Vorträgen der letzten Jahre:

Videos – können sein: Livevideos, Reels, Videos und Shorts für deinen YouTube-Kanal, Livestreams, Livemitschnitte, Imagevideos ...

Website – Die Website soll dich und dein Unternehmen stützen. Sieh sie als Schaufenster und Ort, wo Umsatz stattfindet. Den Umfang definieren deine Ziele. Beginne erst mit einer kleinen Page und vergrößere sie später, wenn dein Business wächst.

Deine Website sollte suchmaschinenoptimiert (SEO) sein, mit aussagekräftigen Texten, die deine Wunschkunden anziehen. Nicht jeder, der Websites macht, kann Design, Texte *und* SEO = Search Engine Optimization = Suchmaschinenoptimierung. Bedenke, was nützt dir eine Website, die keiner findet? Für SEO sind verschiedene Parameter wichtig. Im Kapitel „So wird deine Website gefunden" von Eva Laspas findest du 5 Schritte, wie du SEO kinderleicht umsetzt. Ohne Technik.

Oft werde ich gefragt, womit man am besten die Website macht. Hier empfehle ich, weil es am leichtesten geht und du die Inhalte extern sichern kannst, Wordpress als Contentmanagement System (CMS). Es ist kostenlos und bietet unendlich viele Möglichkeiten für unterschiedliche Ansprüche. (Hole dir dabei Unterstützung von Fachleuten.)

Ausblick

Im zweiten Band meiner Serie „die Unternehmerin" werde ich dir weitere Marketingmöglichkeiten präsentieren, die erst relevant sind, wenn dein Business auf sicheren Beinen steht.

Hier schon ein kleiner Vorgeschmack für dich:

- Presse- und Medienveröffentlichungen
- Affiliate-Marketing
- Imagemarketing
- Awardverleihungen
- Charitymarketing
- Sponsoring
- Fahrzeugwerbung
- Serviceclubs
- Online-Portale
- Agenturen
- Buchmarketing
- Institutionen, Kammern

Sei schon gespannt auf die Vielzahl. Jetzt lade ich dich ein, finde deine Marketing-Chancen und bring Kontinuität in die Sichtbarkeitsstrategien. Bleib dran, gib nicht zu schnell auf, achte auf Veränderungen auf dem Markt. Marketing verändert sich rasch.

Auf meinem Blog findest du in der Kategorie „Marketing für deinen Business-Erfolg“ unzählige Artikel, die dir zusätzliche Impulse geben.

Dieser QR-Code führt dich zu meinem Blog:

Abonniere meine News by PP, so erfährst du immer von den neusten Trends und Chancen:

YouTube als Chance: Sprich deine Zielgruppe über Videos an

Von Franziska Förster

In der heutigen digitalen Ära ist es wichtiger denn je, auf vielfältige Weise mit potenziellen Kunden zu interagieren und sie für dein Business zu begeistern. Hier kommt YouTube ins Spiel!

In diesem Beitrag zeige ich dir, warum diese Plattform eine geniale Marketingchance für dich ist, und gebe dir konkrete Tipps, um auf YouTube erfolgreich durchzustarten.

Warum ist YouTube für Unternehmer*innen so genial?

Die Plattform ist enorm populär. Mit über zwei Milliarden monatlich aktiven Nutzern weltweit bietet sie potenzielle Kunden jeder Zielgruppe. Du erreichst zum Beispiel gezielt Frauen zwischen 30 & 55, die genau an deinem Angebot interessiert sind. Indem du authentische und informative Videos erstellst, baust du Vertrauen auf, überzeugst deine Zielgruppe von deiner Kompetenz und schaffst eine Verbindung zu ihnen. So verkauft dein Kanal quasi von allein. Außerdem bietet dir YouTube eine Reihe von Vorteilen in Bezug auf Google SEO (Suchmaschinenoptimierung) wie zum Beispiel hohe Sichtbarkeit in den Google-Sucher-

gebnissen deiner Videos, aber auch deiner Website, wenn du YouTube-Videos auf ihr verlinkst.

3 Vorteile von YouTube

Mit einem eigenen YouTube-Kanal

- erhöhst du Reichweite
- zeigst du Expertise
- stärkst du deine Marke

So startest du erfolgreich mit YouTube

- **Finde deine Nische:** Eine klare Positionierung ist der Schlüssel zum Erfolg.
- **Sei authentisch:** Lass deine Persönlichkeit in die Videos einfließen. Menschen schätzen Echtheit und werden dadurch stärker mit dir und deiner Marke verbunden.
- **Biete Mehrwert:** Denke daran, dass YouTube-Nutzer nach Informationen suchen. YouTube ist keine Werbeplattform per se. Erstelle wertvolle Inhalte, die ihr Leben bereichern und ihnen helfen, ihre Probleme zu lösen.
- **Kenne deine Zielgruppe:** Versetze dich in sie hinein und produziere Themen für SIE. So werden sie zu Fans und kaufen bei dir.
- Du musst nicht mit dem teuersten Equipment starten. Du wächst mit deinem Kanal und er wird mit dir wachsen.

4 Schritte, um auf YouTube erfolgreich zu sein

- Entwickle eine Strategie.
- Gestalte die Inhalte zielgerichtet und attraktiv.
- Baue den Kanal so auf, dass er dein Branding widerspiegelt und deine Zielgruppe anzieht.
- Schaffe eine kraftvolle Präsenz.

Wenn du nicht sicher bist, wie du anfangen sollst, stehe ich dir als erfahrene YouTube-Expertin dabei gern zur Seite. Recherche, Umsetzung, Pflege. Zusammen bauen wir deinen Kanal langfristig und nachhaltig auf, sodass deine Inhalte auch in 10 Jahren noch gefunden werden und nicht nach ein paar Tagen schon wieder verschwinden.

Franziska Förster

www.franziskava.de

So wird deine Website auch gefunden

Von Eva Laspas

Suchmaschinenoptimierung (SEO) ist ein Wort, bei dem viele Unternehmerinnen ihre Ohren verschließen. „Zu technisch!“, denkst auch du? Daher tust du nichts. Doch damit vergibst du dir die Chance, dass Suchmaschinen bei Anfragen deiner Zielgruppe deine Website vorschlagen.

In diesem Artikel zeige ich dir fünf simple Kniffe, wie du deine Website suchmaschinenoptimierst. Ohne Technik!

- **Suchmaschinen bewerten jede deiner Seiten gesondert – daher solltest du niemals zwei Seiten mit gleichem Thema haben**

Schaue gleich deine Website an und überprüfe, ob du zwei oder mehr Seiten mit ähnlichen Themen hast. Mache auf jeder Seite **ein** Thema klar, indem du eine eindeutige Überschrift zuweist.

- **Suchmaschinen bewerten die Inhalte deiner Website an der Verweildauer der Leser in Bezug auf die Suchanfrage**

Für jedes Thema (das nennt man auch „Keyword“) erstelle relevante Texte und halte mit Tipps und Checklisten dei-

ne Zielgruppe lange am Lesen. Den Rest lass die Suchmaschinen tun. Habe Geduld, es dauert rund acht Monate, bis sie deine Seite regelmäßig besuchen und in die Suchergebnisse aufnehmen.

- **Suchmaschinen lieben Struktur**

Der Inhalt jeder Seite sollte gut strukturiert sein. Das mögen deine Leser, die dann länger verweilen, aber auch Suchmaschinen, die kennen sich dadurch besser aus. Verwende Formatierungen wie z. B. Absätze, definierte Überschriften, Aufzählungszeichen oder Zitate.

- **Benenne deine Bilder ordentlich**

Mittlerweile können Suchmaschinen zwar schon Bilderinhalte lesen (Pinterest sowieso, Google hat damit begonnen), aber guten SEO erzeugen *Beschreibungen* bei den Bildern auf der Website, wenn sie relevant zu deinem Thema sind. Benenne die Bilddateien selbst themenspezifisch, ehe du sie hochlädst. Statt „DSC9222.jpg" solltest du z. B. „dein-thema_deine-domain.jpg" schreiben.

- **Installiere dir ein SEO-PlugIn (oder sonstiges Tool)**

Ich verwende auf allen Websites, die wir für unsere Kunden bauen, WordPress und installiere gleich das PlugIn „Yoast", das dir eine genaue Anleitung gibt, was noch zu optimieren ist. So lernst du Schritt für Schritt, deine Texte zeitgleich seo-fit zu schreiben.

- **Ist das alles – mehr gibt es für SEO nicht zu tun?**

Natürlich gibt es noch mehr, aber Text ist das Herz von SEO und das, was du leicht *selber* tun kannst. Damit kommunizierst du mit den Suchmaschinen, was sie in den Suchergebnissen darstellen sollen.

Wenn du nichts definierst, werden

- die erste Überschrift und
- die ersten 150 Zeichen deiner Website dargestellt.

Und manchmal heißt es da „Herzlich willkommen auf meiner Website!“, was kein relevantes Thema ist, oder?

Petra hat eines meiner SEO-Webinare besucht und darüber einen Blogartikel geschrieben – da findest du weitere Punkte für deine SEO Website:

Deine Eva Laspas

www.laspas.at

Auf den Punkt gebracht: Erfolgstipps by PP

Über die Jahre habe ich Sprüche gefunden, die mich motivieren. Ich notiere sie dir hier, eventuell passt ja auch einer davon für dich:

- „Aufgeben ist keine Option."
- „Geht nicht, gibt's nicht."
- „Krisen sind neue Chancen."
- „Es gibt für alles eine Lösung, auch wenn ich gerade nicht weiß, wo sie ist."
- „Wenn du erfolgreich sein willst, dann sei es."
- „Umsatz kommt von Umsetzung."
- „Machen ist wie wollen, nur krasser."
- „Wer nicht mit der Zeit geht, geht mit der Zeit."
- „Freude ist die Essenz des Erfolgs."

Im Laufe der Jahre habe ich viel gesehen, noch mehr ausprobiert, bin in „Fettnäpfchen" getreten und habe wieder weitergemacht. Krisen und Herausforderungen haben mich und meinen Erfahrungsschatz wachsen lassen. Heute teile ich diese Erfolgstipps mit meinen Mentees und hier auch mit dir.

Hier eine Sammlung der Learnings, wähle diejenigen, die für dich passen!

Don’ts für deinen Businessaufbau

Ungeduld lässt grüßen

Ungeduld hat was Positives, doch wenn sie dich unter Druck setzt, du Schritt Z vor A machst, verursacht sie schnell Stress und verbrennt Geld. Geh langsam, dafür aber stetig und vertraue deinen Fähigkeiten.

Wenn du heute einen Apfelbaum pflanzt, kannst du erst in einigen Jahren Früchte ernten. So ist es auch im Business, manche Abläufe brauchen Zeit. Leg dir daher als Symbol stets einen Apfel auf den Schreibtisch. Er ist nicht nur gesund, sondern soll dich an „Geduld“ erinnern.

Marketing vor Positionierung

Hör auf, Marketing zu machen, wenn du nicht weißt,

- was dich einzigartig macht – Persönlichkeit.
- wofür du stehst – Positionierung.
- wen du erreichen möchtest – Zielgruppe.
- welche Lösungen du bringst – Angebot.
- was du kostest – Preise/Honorare.

Printprodukte für den Papierkorb drucken

Drucke Visitenkarten und Flyer nicht zu früh, sonst verbrennst du massiv Geld, weil sie keine Wirkung bringen. Eine kleine Stückzahl sichert, dass nicht so viel davon im Papierkorb landet.

Eine Visitenkarte macht noch keinen Umsatz.

Website ohne Strategie
Bevor du beim Profi deine Webseite, also deine Visitenkarte im Web, beauftragst, schaffe dir Klarheit über deine Positionierung.

Wer „alle" möchte, bekommt „keinen"
Wenn du dich für eine Zielgruppe entscheidest, ist das kein Verzicht, sondern ein großer Gewinn für deine fruchtende Kundenanziehung.

Ads als Allheilmittel
Investiere nicht zu früh in Ads, d. h. in *bezahlte* Werbung. Organische Reichweite geht vor.

Vergleichen ist tödlich
Du bist einzigartig, dein Business ebenso. Jeder Vergleich mit anderen wird dich frustrieren.

Das Umfeld bestimmt deinen Erfolg
Du bist *der* Durchschnitt der fünf Menschen, mit denen du dich täglich umgibst. Finde Freunde und Sparringspartnerinnen, die dich unterstützen.

Aufs Netzwerken verzichten oder vergessen
Sei nicht der Meinung, Marketing ersetze das Netzwerken. Empfehlungen bereichern dein Business und bringen Leichtigkeit und Freude.

Hör auf, kleine Brötchen zu backen

- Tiefstapeln war gestern. Du bist gut, wie du bist. Du

erreichst genau das, was du dir heute vorstellen kannst.
- Kleinunternehmerregelung birgt definitiv das falsche Mindset, denn wer klein möchte, bekommt klein.

Du musst nicht auf allen Hochzeiten tanzen

Verzettele dich nicht, du brauchst nicht *jede* Marketingchance zu nutzen. Finde deinen Weg und dann geh ihn. „Höher – schneller – weiter“ muss nicht deine Gangart sein.

Lass dich nicht blenden

Rosa Glitzer in Online-Medien ist nicht immer Realität. Manche Marketingaktionen täuschen nur und frustrieren.

Abhängigkeiten sind tödlich

Mach dich von nichts und niemandem abhängig. In Social-Media-Kanälen bist du nur zu Gast. Baue dein Businesshaus nicht auf diese „fremden Grundstücke“.

Vollzeit-Selbstständigkeit oder 24/7

Eine Vollzeit-Selbstständigkeit heißt nicht „selbst und ständig“ zu arbeiten und *immer* für deine Kunden da zu sein. Auch mit wenigen Stunden pro Woche kannst du ein erfolgreiches Business führen.

Wer allein arbeitet, addiert

Hör auf, dich in jedes Tool einzuarbeiten, denn das führt nur zu Frust. Suche dir Expert*innen, die in weniger Zeit mit mehr Freude diese Tätigkeiten erledigen. Fang an, zu

delegieren, und baue dir ein eigenes Team auf. Starte mit einer virtuellen Assistentin – was dabei zu berücksichtigen ist, liest du im Kapitel „Mehr Zeit für dich mit einem Team“ von Sabrina Ünal.

Dich zum Knecht deiner Kunden machen

Dazu gehört, zu jeder Tages- und Nachtzeit die Whatsapp-Nachrichten deiner Kunden zu beantworten. Mach dich rar und bestimme selbst über deine Zeit.

Die günstigste Liese sein

Ein Produkt oder eine Dienstleistung wird nie über den Preis verkauft. Orientiere dich nicht an den billigsten Anbietern, nur weil du meinst, dann verkaufst du mehr.

Nach Perfektionismus streben

Stehe dir mit Perfektionismus nicht selbst im Weg. Zum Beispiel: „Meine Website kann noch nicht öffentlich gestellt werden, weil sie nicht fertig ist!“ Ganz ehrlich: Sie wird das nie. Erkenne also deine Ausreden!

Angst vor Fehlern

Wer nix macht, kann keine Fehler machen. Wir dürfen aber Fehler machen! Wenn wir aus ihnen lernen, bringt uns das richtig weiter.

Dein Licht unter den Scheffel stellen

Hör auf, dich selbst kleinzumachen, dich zu kritisieren und immer zu meinen, du bist noch nicht gut genug.

Von allen geliebt werden wollen

Es jedem recht zu machen, wirst du niemals schaffen. Musst du auch nicht. 50 Prozent deiner Community werden dein Tun nicht immer gut finden. Das ist normal.

Sei keine Ja-Sagerin

Ja sagen und Nein meinen bringt Frust. Sage nicht Ja, um anderen einen Gefallen zu tun.

Angst vor Konkurrenz

Es gibt Tausende, die das gleiche Business haben wie du, dennoch fühlst du es nicht als Wettbewerb, wenn du deine *Einzigartigkeit* kennst. Es ist für alle genug da.

Konsumieren und lernen statt handeln

Ein weiterer Kurs, ein Coaching, ein zusätzlicher Selbstlernkurs, noch ein Mentoringprogramm, wieder eine Ausbildung, das dritte Studium – statt endlich in die Umsetzung zu kommen.

Dich nicht zeigen

Du bist wichtig. Verstecke dich nicht hinter Produkten und Dienstleistungen, deiner Website oder dem schönen Beratungsraum. Menschen kaufen von Menschen und deshalb bist du wichtig. Zeig dich so, wie du bist.

Bequemlichkeitszone nicht verlassen

Wenn du stets das machst, was du schon immer getan hast, wirst du die gleichen Ergebnisse bekommen. Möch-

test du andere Resultate, sei bereit, neue Wege zu gehen und deine Komfortzone zu verlassen.

Viel hilft viel

Eine weitere Marketingaktion, noch ein Produkt, ein zusätzlicher Social-Media-Kanal und es fruchtet dennoch nicht. Bleibe mal stehen und fokussiere dich mehr.

Unprofessionelle Kommunikation

Dazu gehört zum Beispiel:

- eine professionelle E-Mail-Adresse (keine gmx und web.de Mailadresse),
- eine aussagekräftige Signatur und
- dass du deine E-Mails und Messengeranfragen auf den Social-Media-Kanälen regelmäßig beantwortest.

Unverbindlichkeit

Wenn du nicht verbindlich und zuverlässig bist, nehmen dich deine Kunden und Geschäftspartner nicht ernst.

Bikinifotos

Können nett sein, aber in deinem Profilbild auf den Social Medias passen sie nicht.

Gelddrama

Geld kommt nur zu dir, wenn du es magst. Liebe es und nimm es wertschätzend an.

Erfolgsstrategien by PP

Ich persönlich war schon immer der Meinung: Erfolg ist

planbar. Hier zeige ich dir meine wichtigsten Erfolgstipps. Wähle aus der Vielzahl aus, was dich weiterbringt.

Zeit ist unser kostbares Gut. Erfolgreiches weibliches Unternehmertum braucht ein ausgeklügeltes Zeitmanagement.

24 Zeitmanagement-Tipps by PP

- Ein NEIN zu anderen ist ein JA zu dir und verschafft Zeit.
- Private Termine gehören zuerst in den Kalender.
- ICHzeit ist wertvoll. Du bist wichtig.
- Weniger kann mehr sein.
- Agieren statt reagieren.
- Werde du die Chefin deiner Zeit.
- Kenne deine Rollen und ordne sie nach Priorität.
- Die 10-Minuten-Regel kürzt deine To-Do-Liste. Alles, was weniger als 10 Minuten benötigt, erledigst du sofort.
- Hör auf, lange Listen zu schreiben, sie frustrieren dich nur.
- Technik erleichtert das Leben.
- Dein Netzwerk spart dir Zeit.
- Lerne zu delegieren.
- Sterbe nicht im Perfektionismus. Unter dem Motto „Es kann eh keiner so gut wie ich“.
- Blockweise arbeiten verhindert, dass du dich verzettelst und dich immer wieder neu reindenken musst.
- Lerne, Prioritäten zu setzen.

- Arbeite fokussiert und effektiv.
- Kenne deine Ziele. Sie helfen dir, den Fokus zu behalten.
- Als Unternehmerin arbeite 50 Prozent in und 50 Prozent an deinem Unternehmen.
- Verplane dich nicht zu 100 Prozent. Lass dir immer 20 Prozent Zeitpuffer, wenn Unvorhergesehenes dazwischenkommt.
- Erkenne die Tätigkeiten, die dir Zeit rauben und delegiere sie.
- Umgib dich mit Menschen, die dir guttun und trenne dich von Energievampiren.

Was brauchst du für ein nachhaltiges Business?

- **Reputation** – dazu gehören Testimonials, Kundenbewertungen, Kundenstimmen und Buch-Rezensionen. Hole dir diese von begeisterten Kunden ein. Nutze Bewertungsportale wie z. B. Provenexpert. Hier findest du mein Profil. Ich freue mich auf deine Bewertung:

- **Qualität** – deiner Produkte und Dienstleistungen. Biete Kunden echten Mehrwert und schau dir immer wieder an, wie du deine Angebote optimieren kannst.
- **Ehrliche Arbeit** – mach keine falschen Versprechungen, prüfe, ob dein Produkt zu dem Kunden passt

und ihm Unterstützung für sein Wachstum bringt. Sag lieber einmal mehr Nein und empfehle ihm etwas anderes.

- **Verkaufen lernen** – dazu gehören sowohl Strategie als auch Kenntnisse zur Gesprächsführung. Ich liebe es, und du?
- **Website, Landingpage** – jetzt wirst du sagen, das ist doch klar. Es gibt immer noch Unternehmerinnen, die von Facebook & Co abhängig sind und keine eigene Website haben. Leiste dir einen Webauftritt, nutze für den Verkauf deiner Produkte Landingpages und optimiere beides für die Suchmaschinen.
- **E-Mail-Liste aufbauen** – hast du schon eine, baue sie täglich aus. Das kannst du organisch oder mit Ads machen. Wenn du noch keinen E-Mail-Verteiler hast, empfehle ich dir mein E-Book „E-Mail-Marketing leicht gemacht“:

- **Wunschkunde** – definiere ihn exakt und prüfe, wie er sich in den letzten Jahren verändert hat. Ich kenne das von mir. Es kommt so mehr Klarheit rein. Den Wunschkunden zu bestimmen, ist einer der wichtigsten Erfolgsschlüssel.
- **Spiritualität im Business** – gehört für mich genauso dazu wie Marketing-Strategie. Es bieten sich viele Möglichkeiten an: Maya-Kalender, Mondkalender,

Human Design, Astrologie. Wähle, was zu dir passt. Seit drei Jahren setze ich in meinem Unternehmen einige Methoden erfolgreich ein.

- **Kalkulation deiner Angebote** – überprüfe Honorare, Kursgebühren und Preise regelmäßig, ob sie noch zu deinen Werten und Träumen passen. Kalkuliere dabei auch Löhne und/oder Kosten der externen Dienstleister hinein. Kontrolliere beim *Einkaufen*, welches Produkt was kostet und ob der Preis dem Ergebnis für dich entspricht.
- **Team aufbauen** – damit kommst du aus dem Hamsterrad von „selbst und ständig". Es gibt Expert*innen zu fast allen Tätigkeiten, die arbeiten in weniger Zeit mit viel mehr Freude.
- **Affiliate-Marketing** – ist der Multiplikator für jedes Business. Teile deine Umsätze und gewinne somit auf mehrfache Weise.

24 motivierende Erfolgstipps by PP

- Bleib dran. Gib nicht beim ersten Sturm auf, sondern setze die Segel neu.
- Aufgeben ist keine Option. Egal wie stark der Gegenwind ist, mach weiter.
- Machen, und zwar *einfach*. Werde eine starke Umsetzerin.
- Sei du selbst, denn alle anderen gibt es schon.
- Zeig dich authentisch und echt. Schlüpfe nicht in eine unpassende Rolle.
- Sei Vorbild und Wegweiserin für andere Frauen.

- Sei risikobereit, mutig und innovativ.
- Investiere in dich und dein Unternehmen
- Kenne deine Energietankstellen und Energieräuber.
- Umsatz kommt von Umsetzung.
- In der Vorbereitung liegt die Kraft
- Glaube an dich und vertraue dir.
- Bleib in der Freude, sie ist die Essenz deines Erfolgs.
- Liebe, was du tust, und vor allem dich selbst.
- Feiere deine Erfolge und dich.
- Lächele, und das Leben lächelt zurück.
- Warte nicht auf den perfekten Moment.
- Im Vergeben zeigt sich die wahre Größe.
- Sei stolz auf dich und alles, was du schon erreicht hast.
- Wenn du erfolgreich sein willst, dann sei es.
- Starte unperfekt, statt zu warten.
- Hör auf dein Bauchgefühl, es hat immer recht.
- Sorge für dich und deine Gesundheit.

Erfolgsformel by PP

Effektivität + Fokus + Prioritäten + Machen – Störfaktor = Erfolg

Zufriedene Kundenformel by PP

Strategie + Intuition + Authentizität = Vertrauen

Deine Reise zu mehr Selbstbewusstsein, Ausstrahlung und Sichtbarkeit

Von Monika Färber

Anna war schon immer eine schüchterne und unsichere Frau. Sie fühlte sich oft unwohl in ihrer Haut und hatte Schwierigkeiten, ihre Persönlichkeit zu zeigen. Das Schlimmste aber war, im Beruf „unsichtbar" zu sein. Daher konnte sie ihr Potenzial nicht nach außen tragen und wurde für ihre Zielgruppe nicht sichtbar. So blieben ausreichend Kunden aus, und sie überlegte, wieder in eine Anstellung zu gehen. Das war natürlich keine Option und so suchte sie einen Ausweg. Eine Farb- und Stilberatung bei mir war die Lösung.

Nutze die Wirkung der Farben

Nicht jede Farbe passt zu jedem Menschen. Manche bewirken, dass Falten optisch stärker hervortreten, andere wiederum schmeicheln und lassen einen jünger erscheinen.

Übrigens: Farben wirken immer, egal, ob als Kleidungsstück oder in der Einrichtung der Wohnung. Zwei Beispiele:

- Rot ist die Powerfarbe pur, sie vermittelt Kraft und Vitalität

- Gelb bringt Sonne ins Leben und bewirkt pure Lebensfreude

Bei der Farbberatung zeigte ich Anna vor dem Spiegel mittels Farbmuster, welche Wirkung Farben haben können. Mit der passenden erstrahlten ihre blauen Augen und ihr Teint wirkte wie von der Sonne geküsst.

Farben sollen harmonieren mit
- dem Teint
- der Haarfarbe
- der Augenfarbe

Setze es sofort um: Tritt vor einen großen Spiegel und halte einige deiner Kleidungsstücke (in gutem Licht) unters Gesicht. So erkennst du, welche Farben ein frisches Aussehen fördern.

Betone deine einzigartige Persönlichkeit durch individuellen Stil

So wie bei den Farben können auch bestimmte Kleidungsstile unsere Persönlichkeit stützen. Anna erkannte schnell, dass ihr Kleiderschrank eine Mischung aus verschiedensten Stilen war, die nicht zu ihrer Einzigartigkeit passten. Gemeinsam definierten wir ihren Stil und wählten die richtige Kleidung aus. Sie lernte, ihre Figur hervorzuheben, und dadurch selbstbewusster zu sein.

Setze es gleich um: Welches Kleidungsstück unterstreicht deine Persönlichkeit?

Zum Stil gehört auch passendes Make-up. Um bei Kunden zu wirken und nicht „angemalt" auszusehen, genügen schon einige Akzente.

Es geht bei Make-up darum, die richtige Balance zu finden, die zu deinem persönlichen Stil, deinem Arbeitsumfeld und vor allem zu dir und deiner Persönlichkeit passt!

Nutze Farbe und Stil für dein Business

Durch den Veränderungsprozess erfährst du vor allem eines: dich zu lieben und anzunehmen. Du erkennst, dass wahre Attraktivität aus dir selbst kommt und dass es wichtig ist, sich treu zu bleiben. Farbe, Stil und Make-up sind wesentliche Werkzeuge, um deine innere Schönheit nach außen zu tragen. Damit lernst du, dich selbst zu akzeptieren und zu feiern, und das strahlst du in allem aus, was du tust!

Und Anna? Sie ist heute nicht mehr die schüchterne Frau, sondern eine selbstbewusste Unternehmerin, die sich ihrer Stärken bewusst ist und diese im Außen betont!

Übungen für dein Selbstbewusstsein

- Mache dir täglich vor dem Spiegel ein ehrliches Kompliment!
- Gehe bewusst. Richtige dich auf, kippe dein Becken nach vorn, mache längere Schritte und schwinge deine Hüften stärker als gewohnt.

Sei stolz auf deine Weiblichkeit!
Entfalte deine Persönlichkeit!
Zeige der Welt dein Potential!

Monika Färber

www.deine-art.com

Damit du Erfolg lange genießen kannst – 3 Tipps für deine Gesundheit

Von Christine Haider

Begeisterung zu Blumen und Dekorationen waren mein Grund, weshalb ich ein Blumengeschäft eröffnete, nachdem ich 12 Jahre bei KLM Royal Dutch Airlines beschäftigt gewesen war.

Es war toll, für Porsche zu arbeiten oder für Ferrari, Arztpraxen, Firmen und Hotels die Blumendekoration zu gestalten. 80 Arbeitsstunden wöchentlich waren normal. Selten Urlaub, wenig Entspannung, kaum Kontakte zu Freunden.

So fein die Zeit war, nach 14 Jahren war ich ausgelaugt, weil ich vor lauter Euphorie für den Beruf meinen Körper überbeansprucht hatte. Damit nützte mir auch die Begeisterung fürs Unternehmen nichts mehr.

Um es anderen leichter zu machen, habe ich mit 60 Jahren mein Leben nochmal vollends umgekrempelt. Heute begleite ich Menschen, die an Körper und Geist aktiv bleiben wollen, mit Gehirnfitnesstraining und Neuroathletik. Es ist nie zu früh und nie zu spät für Prävention.

3 Säulen für deine Gesundheit

Entscheidend für dich – deine Gesundheit beginnt im Kopf!

Generell wichtig ist:

- Entspannungstechniken in deinen Alltag integrieren.
- Vermeide Überstunden. Mache das, was du liebst, z. B. Meditation, Lesen oder ein warmes Bad.
- Triff dich mit Freunden, hab Spaß.
- Sorge für ausreichenden Schlaf. Dabei wird dein Recycling-System in Gang gesetzt.

1) Kraftvolle Gedanken

können dazu beitragen, Stress und negative Emotionen zu reduzieren. Du fühlst dich insgesamt wohler, dein Immunsystem wird gestärkt, und du kannst besser mit den Herausforderungen des Lebens umgehen.

2) Ernährung

soll ausgewogen sein, mit frischen und natürlichen Lebensmitteln (kein Fastfood) und bevorzugt selbst gekocht.

3) Bewegung von Körper und Geist

- Körperliche Aktivität ist ein wichtiger Bestandteil eines gesunden Lebensstils.

- Plane regelmäßige Bewegungspausen in den Arbeitsalltag ein. Selbst wenn du im Büro arbeitest, gibt es Möglichkeiten, aktiv zu bleiben.
- Höre nie auf, Neues zu lernen, damit bleibt dein Gehirn in Bewegung und das ist u. a. die beste Prävention gegen Demenz/Alzheimer.

Hier gebe ich dir noch zwei kleine Übungen mit:

Neue Vernetzungen im Gehirn anlegen

Probiere mit deiner schreibungewohnten Hand zu schreiben. (Bist du Rechtshänderin, verwende die linke Hand und umgekehrt.) Diese Übung koordiniert beide Gehirnhälften, bringt dich ins Hier und Jetzt und lässt die Zeit wieder länger erscheinen!

- Starte mit deinem Namen und mit Blockbuchstaben.
- Versuche dich dann in der Schreibschrift.
- Später kannst du auch die Küche mit der „neuen" Hand erobern – aber Vorsicht beim Zwiebelschneiden!
- Lass dir Zeit mit den Tätigkeiten und habe Spaß!

Merkfähigkeit erhalten

Unser Gehirn ist bis zum Lebensende merkfähig. Die Voraussetzung ist, dass du diese Fähigkeit trainierst.

Starte damit, regelmäßig neue Gedichte auswendig zu lernen, und mache dir auch den Spaß, sie emotional zu rezitieren.

Ich wünsche dir Kraft, Energie und Freude in deinem Business. Schätze dich selbst wertvoll und wichtig. Und achte auf deine Bedürfnisse und Gesundheit.

Christine Haider
Gehirnfitnesstrainerin und Ernährungsberaterin

www.naturundleben.com

Seelen- & Energiebewusstsein = Freude & Erfolg

Von Sylan – Sylvia Annett Bräuning

Marketing, Website, Social Media usw. Ja, alles wichtig! Doch was nützt es dir, wenn du an deiner Sichtbarkeit arbeitest, eine tolle Website hast, aber unbewusste Blockaden und Ängste dazu führen, dass du nicht gesehen wirst? Wenn du damit potenzielle Kunden sogar energetisch von dir stößt, statt sie anzuziehen?

Für deinen Erfolg mit Leichtigkeit und Freude ist es wichtig, in Verbundenheit mit dir *Selbst* zu sein. Damit erhältst du genau die Impulse und Ideen, die du jeweils brauchst. Diese Verbundenheit hilft dir, deinen Seelenweg zu gehen, denn dieser gibt dir Energie. Intuition ist dabei deine innere Führung, welche dir hilft, Wünsche und Ziele mühelos und mit Freude zu erreichen.

Also: Kennst du deine Seelenessenz und folgst deiner inneren Führung, ist der Erfolg gewiss!

In meiner nun über 30-jährigen Selbstständigkeit in heilpraktischer Tätigkeit habe ich oft gesehen, wie Frauen den männlichen Weg gehen und es sich schwer machen. In allen Lebensbereichen, ob Business oder Gesundheit, wird das Pferd von hinten aufgezäumt. Es wird Zeit und Geld in Außenwirkung gesteckt und die innere Arbeit vernachlässigt.

Der Weg des Egos und Verstandes bringt oft Schwere und Schmerz mit sich. Universell gesehen sind das zwar Erfahrungen, um zu dir SELBST zu kommen, und somit sind sie auch wertvoll. Aber sie kosten Zeit, Geld und Nerven. So geben viele auf oder halten sich klein.

Ein Beispiel: Eine meiner Kundinnen ist als Coach tätig. Bei unserer Arbeit stellte sich heraus, sie möchte eine kleine Frühstückspension haben. Ist dies der Seelenwunsch, wird das Coachingbusiness nie erfolgreich oder nur mit äußerster Anstrengung. Das Seelenbusiness jedoch fügt sich automatisch, sobald man seine Energien dahin lenkt.

10 Punkte, wie du mehr Energie ins Business bekommst:

- Kläre deine Emotionen und mentalen Themen. So wird der Erfolg **privat** und im **Business** eintreten. Beides bedingt sich und sollte Energie geben, statt diese zu nehmen.
- Kläre deine unbewussten Themen, sie rauben dir Kraft und führen zu Umwegen.
- Schaffe Klarheit im Inneren, und du erkennst die nächsten Schritte im Außen.
- Kläre deine unbewussten Ebenen, Energiefelder und Energiekörper.
- Verbinde innen und außen sowie Herz und Verstand.
- Achte auf deine Energie, Schwingung und Frequenz. Hohe Schwingung, wie z. B. Freude, wirkt ansteckend und magnetisch.

- Hole Freudebringer in deinen Alltag, sorge für genug Ausgleich zum Energietanken.
- Bring Magie ins Leben. Erkenne, das Leben meint es immer gut mit dir.
- Lerne Zeichen zu lesen und die richtigen Schritte einzuleiten, so wird dir Erfolg in Freude und Leichtigkeit gewiss sein.
- Freude ist immer Baustein, aber auch Wegweiser. Am Grad der Freude erkennst du, ob du auf dem Seelenweg bist. Achte auf deine Energie und folge den Impulsen der Seele!

Hängst du bei dem einen oder anderen Thema, melde dich bei mir – ich habe viele wertvolle Techniken und Module entwickelt, wie das Leben leicht und freudig geht.

Sylan – Sylvia Annett Bräuning

www.sylvia-annett-braeuning.de

Handlungsaufforderung an dich – jetzt bist du dran!

Glückwunsch, dass du das Buch bis zum Schluss gelesen hast – du meinst es wirklich ernst! Damit du für dich den größtmöglichen Mehrwert herausziehst, ist es jetzt wichtig, dass du in die Umsetzung kommst. Du kannst noch so viele Bücher lesen, Studien und Ausbildungen machen, sie allein werden nichts in deinem Business und Leben ändern.

Frage dich jetzt: „Welche Impulse aus dem Buch passen zu mir? Wie möchte ich sie umsetzen?“

Geh dabei immer schrittweise und im eigenen Tempo vor. Das Buch ist ein Arbeitsbuch, das du öfter wieder zur Hand nehmen solltest. Kontrolliere regelmäßig, was dich deinen Zielen näherbringt, sodass du deine Träume leben kannst.

Erlaube dir, Dienstleister, Expert*innen und Mentor*innen um Rat zu fragen. Wenn ich dich unterstützen kann, schreib mir eine E-Mail an: info@petrapolk.com.

Mein Team oder ich melden uns bei dir innerhalb von 48 Stunden.

Du kannst jederzeit mit den Co-Autorinnen dieses Buches direkt in Kontakt treten. Wenn du Empfehlungen für Themen brauchst, die du bei keiner Autorin hier findest, schreib uns eine E-Mail mit deinem Anliegen, wir schauen, wer in meinem Netzwerk dich dabei unterstützen kann.

Wir wünschen dir viel Erfolg beim Aufbau deines nachhaltigen Business, das dich mit Freude und Leichtigkeit erfüllt und dich deine Träume leben lässt.

Deine Petra
Mentorin für weiblichen Erfolg im Business und Co-Autorinnen

„die Unternehmerin" unternimmt was,
jetzt bist du dran ...

Co-Autorinnen

Sylan – Sylvia Annett Bräuning ist Seelenmentorin, Bewusstseinsalchemistin, Impulsgeberin, Autorin & Entwicklerin der Energieschlüssel, über 30 Jahre erfolgreiche Unternehmerin und begleitet Menschen auf dem Weg zu sich SELBST.

seelencoaching.online/kostenloses-angebot/

Monika Färber ist Stylingexpertin für die Persönlichkeitsentfaltung und begleitet Frauen zur Entfaltung ihrer Persönlichkeit, ihres Selbstwertes und ihrer Weiblichkeit durch individuellen Stil, Farben und Make-up.

deine-art.com

Franziska Förster begleitet als Expertin für YouTube & Videoschnitt intensiv auf dem Weg zu einem starken, einzigartigen & authentischen Auftritt auf YouTube. Franziskas Video All-Inclusive: Leicht & effektiv zur Sichtbarkeit!

franziskava.de

Christine Haider ist Ernährungsberaterin und Gehirnfitnesstrainerin, Expertin für präventive Bewegungsarbeit zur Verbesserung und zum Erhalt der geistigen Leistungsfähigkeit mit einem effektiven Trainingsprogramm und maßgeschneiderten Übungen.

naturundleben.com

Eva Laspas ist Kommunikationsexpertin und ermutigt Unternehmerinnen, ihre Einzigartigkeit zu leben und diese durch individuelle Kommunikation im Business-Kontext durch Design, Bild, Text und Marketing auszudrücken.

laspas.at

Julia Loder ist Marketing-Expertin für bewusste Menschen. Ihre Gabe, intuitiv im Feld lesen zu können (z. B. anhand eines Vision Boards) macht sie einzigartig.

julia-loder.de

Birgit Lütkehölter ist Expert-Yourself Mentorin und hilft Unternehmerinnen, erfolgreich und gelassen ihren eigenen Weg zu gehen. Sie ist Gestalttherapeutin Counselor grad. BVPPT, Heilpraktikerin, HeartMath®Trainerin und Ausbilderin für ThetaHealing®.

heilpraxis-luetkehoelter.de

Corina Puskaric erstellt für unterschiedliche Branchen Elevator-Pitches in Gedichtform, damit diese mehr Ansprache und gewinnbringende Abschlüsse erzielen. Außerdem schreibt sie Gedichte für Privat-Events und magische Kinderbücher.

die-gedichte-fee.de

Sabine Sobotka begleitet Menschen begeisternd, humorvoll, intuitiv und mit langjähriger Erfahrung durch Potenzialentfaltung (Human Design und Astrologie) sowie Public Speaking Training auf innere und äußere Bühnen der Selbstermächtigung.

sabinesobotka.com/human-design/

Sabrina Ünal ist Expertin für „Business- und Teamaufbau“ und vermittelt gemeinsam mit Geschäftspartnerin Liane Eiberger Unternehmerinnen virtuelle Assistent*innen, um Business-Wachstum zu ermöglichen.

va-vermittlung.de

Danksagung

In diesem Buch steht: Gemeinsam geht es leichter und macht mehr Freude. Ich selbst *schreibe* das aber nicht nur oder spreche in meinen Vorträgen darüber, sondern lebe es auch täglich.

So ein Buch ist Teamwork par excellence und in Gemeinschaft geht alles leichter.

Ich möchte DANKE sagen an:

- meine Eltern, sie haben mich auf den Weg gebracht.
- meine Coaches, Mentorinnen, Geschäftspartnerinnen und Freundinnen.
- alle Autorinnen für ihre Beiträge im Buch und das gemeinsam in die Welt tragen.
- alle Leserinnen, die es schon vorher bestellt haben und es in Zukunft lesen.
- Eva Laspas und ihr Team für das Lektorat, Korrektorat, Grafik, Satz und die Projektleitung.
- meine Fans, Follower und Kontakte, die mich dabei unterstützen, dass viele Frauen von dem Buch erfahren.
- mein Team für die Unterstützung im Backoffice und das Rückenfreihalten.
- meine Kundinnen für das Vertrauen und die Treue.
- meine Fans, Follower und Kontakte für die Inspiration.

DANKE an mich, für ...

- das Durchhalten und Dranbleiben.

- die kostbare Lebenszeit, die in dem Buch steckt.
- das Verbinden der Buchpartnerinnen untereinander und mit den Leserinnen.
- das Inspirieren der Leserinnen.
- das Teilen der Erfahrungen und des Wissens.

Das schönste Dankeschön von dir an mich ist: Wenn du mit Unterstützung dieses Buches deinen Weg findest und gehst. Lass mich gern an deinen Erfolgen teilhaben.

Meine persönliche Vision ist, dass jede Frau auf der Welt genau so leben kann, wie sie es sich wünscht. Ich freue mich, wenn dich dieses Buch deinen Träumen näherbringt.

Produkte by PP – arbeite mit Petra Polk

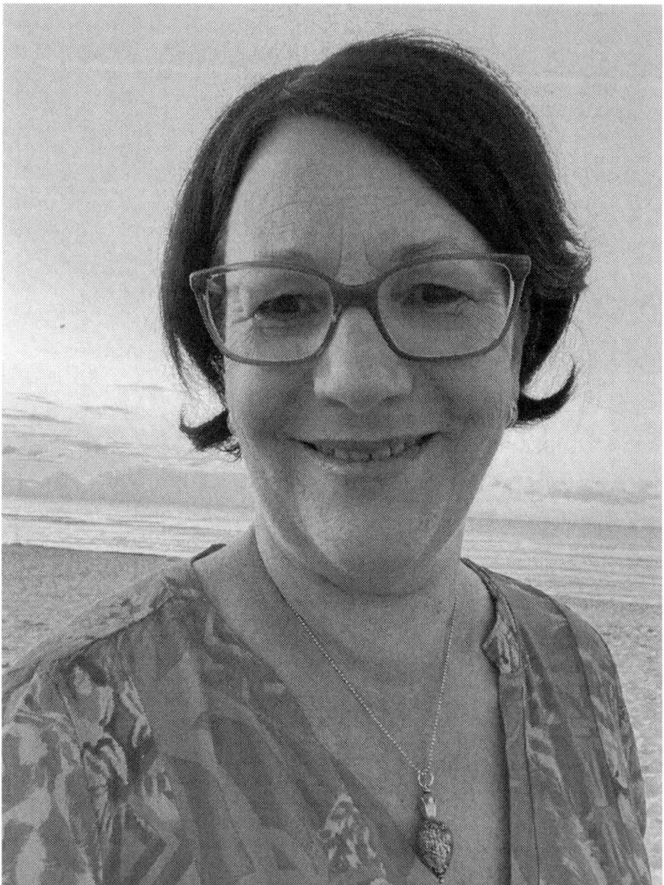

Petra Polk
Speakerin für weiblichen Erfolg im Business

Buchen Sie Petra Polk für

- Keynotes
- Vorträge
- Moderation auf Podien
- Interviews

Möglich zu den Themen:

- Erfolg
- Verkauf
- Marketing
- Netzwerken
- Businessaufbau
- Markenbranding
- Businesswachstum
- Unternehmertum

In der Imagebroschüre finden Sie mehr zur Speakerin Petra Polk:

Petra Polk
Mentorin für weiblichen Erfolg im Business

Zu den Themen:

- Aufbau deines Business
- Wachstum deiner Persönlichkeit
- Wachstum deines Business
- Change im Business
- Markenaufbau & Markenbranding
- Bühnen als Business – Speakerin
- Bücher für dein Business – Autorin

So kannst du mit mir dein Business kreieren und optimieren:

- 1:1 Mentoring by PP
- Mastermind by PP
- Retreats oder Bootcamps by PP

Anfragen bitte unter info@petrapolk.com

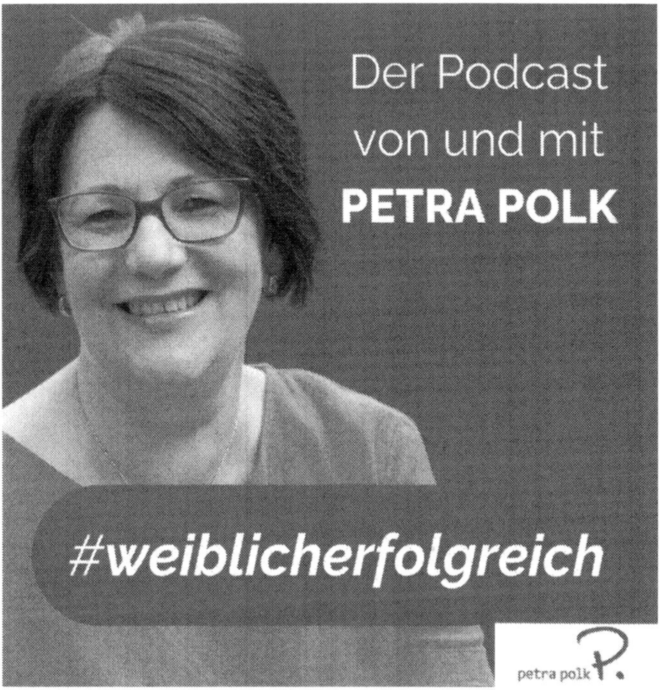

Abonniere meinen Podcast:

Buchtipps

Bewusstsein im Leben
Lebensfreude – Achtsamkeit – Leichtigkeit
Hrgb. Eva Laspas, Petra Polk
Petra Polk Verlag
ISBN 978-3-9821968-7-9 (Print)
ISBN 978-3-9821968-8-6 (eBook)

Achtsamkeit und Resilienz im Leben
Die Schlüssel zum Erfolg
Hrgb. Eva Laspas, Petra Polk
Petra Polk Verlag
ISBN 978-3-9821968-9-3 (Print)
ISBN 978-3-9824354-0-4 (eBook)

Mehr Gelassenheit im Leben
So hat Stress keine Chance
Hrgb. Eva Laspas, Petra Polk
Petra Polk Verlag
ISBN 978-3-9821968-3-1 (Print)
ISBN 978-3-9821968-4-8 (eBook)

Weiblich erfolgreich
Wie Frauen ihren Weg gehen
Hrgb. Eva Laspas, Petra Polk
Petra Polk Verlag
ISBN 978-3-9821968-0-0 (Print)
ISBN 978-3-9821968-1-7 (eBook)

Mein Glückstagebuch
Sei einfach glücklich
Petra Polk
Petra Polk Verlag
ISBN 978-3-9821968-2-4
Bestellen per E-Mail info@petrapolk.com

Kundengewinnung 4.0
So führt Ihre Kommunikation zum Erfolg
Hrgb. Eva Laspas, Petra Polk
Petra Polk Verlag
978-3-9821968-5-5 (Print)
978-3-9821968-6-2 (eBook)

Erfolg mit Networking
Online und offline Kontakte (ver)knüpfen.
Petra Polk
Haufe Verlag POD
ISBN 978-3648122822 (Taschenbuch)
ASIN B07KZY8P8M (EBook)

Power für Frauen
Nehmen Sie ihren Erfolg selbst in die Hand
Petra Polk
WileyVerlag
ISBN 978-3527509683 (Hardcover)
ASIN B081Z9C89G (EBook)

Like
So netzwerken Sie sich an die Spitze
Petra Polk
Goldegg Verlag
ISBN 978-3902991577 (Hardcover)
ASIN B00TXJ3RRM (EBook)

FRAUENWEGE ZUM ERFOLG
So hat sie das gemacht! (1)
Hrgb. Eva-Maria Popp, Petra Polk
Verlag basic erfolgsmanagement
ISBN 978-3944987026 (Hardcover)

FRAUENWEGE ZUM ERFOLG
So hat sie das gemacht! (2)
Hrgb. Eva-Maria Popp, Petra Polk
Verlag basic erfolgsmanagement
ISBN 978-3944987194 (Hardcover)

Unwiderstehlich Leben: Wie du als Frau mit Online-Marketing erfolgreich bist
Mara Stix
ISBN 978-3902969231

30 Minuten: Die geschliffene Rede
Katja Kerschgens
ISBN 978-3869364902 (Taschenbuch)
ASIN B00B7PDZYK (eBook)

Printed in Poland
by Amazon Fulfillment
Poland Sp. z o.o., Wrocław

31393746R00107

Dépôt légal : juin 2022
Achevé d'imprimer par Typo'Libris en mai 2022
N° d'impression : 22040121
Imprimé en Union européenne

Remerciements

Je remercie mon éditrice, Katia Kaloun, pour sa confiance. Elle m'a suivie sur ce chemin d'écriture si intime, avec une bienveillance inégalable. Sans elle, ce livre n'existerait pas.

Je remercie Serge, l'homme qui partage ma vie, d'avoir accepté tout ce que je suis, mon passé, mes fêlures, moi, dans mon entièreté. Merci de m'avoir fait confiance pour la construction de notre famille. Merci de m'avoir permis d'aimer pour de vrai et de réparer mon corps.

Je remercie mon fils de me voir comme son paradis, comme la personne la plus importante à ses yeux. Je veux qu'il sache qu'il est lui aussi mon monde, ma Terre.

Je remercie mes parents pour leur soutien, c'est grâce à leur compréhension que je suis là aujourd'hui. Je les remercie de ne pas m'avoir donné une éducation stricte et brisante, j'ai ainsi pu être libre d'explorer ma propre vie.

Et puis je vous remercie, vous, lectrices, lecteurs, de me lire, de suivre chacune de mes lignes, de mes pages. J'espère qu'elles sauront faire écho en vous, vous alerter. Peut-être que ce livre vous aidera, vous, les enfants devenus adultes, en découvrant qu'il existe différentes façons de se réparer.

Je souhaite à tous les enfants du néant de trouver un jour la paix et d'atteindre la décharge émotionnelle nécessaire à la guérison, et peut-être que, un jour, je dis bien peut-être, vous arriverez à reprendre votre souffle sans trop souffrir.

Chaque année, 130 000 filles
et 35 000 garçons sont victimes
de violences sexuelles.

81 % des violences sexuelles
débutent avant 18 ans, 51 %
avant 11 ans, 21 % avant 6 ans.

39 % des victimes ont connu
des périodes d'amnésie[2].

2. Selon l'enquête de 2019 d'Ipsos sur les violences sexuelles de l'enfance.

Je m'appelle Floriane et je suis une rescapée.